Dr. med. Bodo Köhler

MANUAL para una
MEDICINA
UNIFICADA
conforme a la vida

1ª Edición 2020 (3ra edición en alemán)

Producción y editorial:
BoD-Books on Demand, Norderstedt (Alemania)

Traducción:
Maria del Mar Bruguera

ISBN 9-783751-943857

Prefacio

Tras la publicación de las 500 páginas del "Libro de texto MEDICINA UNIFICADA conforme a la VIDA" (Lehrbuch der VEREINTEN lebenskonformen MEDIZIN), surgió la necesidad de una versión abreviada para la práctica diaria.

Este manual recoge los pilares fundamentales, pero no sustituye las explicaciones ni los comentarios, completos y detallados, del libro. Para adentrarse en *una* medicina de futuro resulta indispensable el estudio exhaustivo y reiterado de sus fundamentos.

Al hacerlo, lo más importante es ampliar la visión que uno tiene del universo. De esta visión depende el cristal con el que miramos la realidad y aquello que convertimos en nuestra existencia. Lo mismo ocurre con el análisis de las enfermedades y la evaluación de nuestros pacientes, que acuden a nosotros en busca de ayuda. Podemos hacer mucho más por ellos, y podemos tratarlos con mucho más éxito, si entendemos qué ha originado realmente los problemas y en qué plano. Así tendremos un acceso *causal* decisivo.

Algunas palabras clave se repiten con frecuencia, ya que son pilares sobre los que se basan nuestras consideraciones:
coherencia, regulación bipolar y **reciprocidad** (en relación con todos los sistemas funcionales), **información** (aspecto no material) y **portador de carga** (me refiero, sobre todo, a electrones y protones, responsables del aspecto energético).

Hay una frase definitoria que representa el principio que debe guiarnos: "**La conciencia superior crea y dirige la materia.** Nuestros propósitos, generados por las emociones, determinan nuestras acciones y, con ello, todas las funciones fisiológicas. Son los que, por medio de la motivación, protegen nuestra salud o provocan enfermedades. Es imprescindible respetar rigurosamente la primera ley fundamental de *dar y recibir*.

Doy las gracias a mi estimada esposa Helga por las correcciones y el pulido final necesario.

¡Les deseo mucho éxito en la medicina del futuro!

El autor   Primavera del 2019

Tabla de contenido

Introducción

Este escrito presenta, en forma resumida, las características del nuevo paradigma científico. Son contenidos comprimidos que deben interiorizarse, y son fundamentales en la forma de pensar y actuar de cada persona, ahora y en el futuro. Determinan nuestra visión del universo. Los grandes cambios solo pueden ponerse en práctica desde una nueva perspectiva. Y esto es especialmente importante en medicina.

MATERIA

Tan solo una millonésima parte de la MATERIA está formada por masa, y su estructura ordenada viene determinada por *información*. La mayor parte son *cuantos en interacción*. En la tercera dimensión pueden interpretarse como puntos o partículas (fotones virtuales y reales), y en la cuarta dimensión como ondas (función temporal). Forman campos, ambos estados están en una relación recíproca (1/x) y se transforman constantemente unos con otros. Esto significa que no existe una *dualidad* onda-partícula (una o la otra), sino una *polaridad*, es decir, tanto una como la otra. Ambos estados coexisten.

Las *formas* materiales se mantienen mediante tensiones eléctricas (potenciales). Para ello, los *electrones* portadores de fotones desempeñan un papel fundamental. La acción de estas fuerzas muestra la ilimitada energía del vacío o energía del punto cero.

ENERGÍA

La ENERGÍA por sí mismo *no* se puede medir. Es el polo opuesto polar de la *información* y, al igual que ella, una característica inherente de la conciencia superior (campo común). Solo se puede reconocer por la acción de sus fuerzas. Sus portadores son los fotones (cuantos de luz) que, como bits cuánticos, contienen gran cantidad de energía y más de 10^{30} bits de información. Es por ello que un único fotón puede desencadenar un billón de reacciones químicas, en beneficio del metabolismo celular. La información necesaria para que esto ocurra procede en parte del ADN. Nuestro genoma es demasiado pequeño para ello. La mayor parte procede de campos del entorno, con los que resonamos constantemente, tanto por medio de la alimentación como de forma directa. Cuando mejor estamos es rodeados de naturaleza; en las grandes ciudades es más difícil y puede convertirse en un problema. Los paseos frecuentes bajo el sol por campos, o especialmente por el bosque, promueven nuestra salud de forma sostenida.

INFORMACIÓN

La INFORMACIÓN se atribuye fundamentalmente a la conciencia superior y, según el fisicoquímico Burkhard Heim, pertenece a las dimensiones séptima y octava. No obstante, solo puede volverse efectiva cuando le otorgamos *significado*. Se trata de un acto del consciente y, por consiguiente, reservado a los sistemas vivos. El físico cuántico Thomas Görnitz distingue entre información *portadora de significado, estructurante de la materia* y *liberadora de energía*. La información tiene una relación polar con la energía. No puede ser efectiva sin una mínima parte de energía necesaria para su transmisión. Por su parte, la energía tampoco puede ser efectiva sin que exista la información necesaria. La información está codificada en el espín.

CONCIENCIA SUPERIOR

La CONCIENCIA SUPERIOR también puede denominarse científica-mente *campo común* (de todas las leyes naturales). Existen otros términos, como campo de punto cero, vacío del campo o campo potencial, entre otros. Estos campos poseen un potencial inacabable de *posibilidades*, que pueden activarse por medio de las emociones. Es de allí de donde surgen todas las ideas, que pueden cargarse con sentimientos para convertirse en información.

La conciencia superior es latente, pero también muestra una gran dinámica (fluctuaciones de campos virtuales). El contacto con la conciencia latente durante, por ejemplo, una meditación, puede provocar una expansión de la conciencia y la activación de información sanadora necesaria. Este hecho se ha podido demostrar con imágenes de resonancia magnética.

FÍSICA CUÁNTICA

La MECÁNICA CUÁNTICA estudia el todo, la unidad de la que todo nace y en la que todo está relacionado. Se ocupa de las *interacciones* que se producen *entre* los hechos, aunque los hechos en sí mismos solo desempeñan el papel de estadistas, de lo que se ocupa la física clásica. Dado que los hechos materiales, y por consiguiente las partículas con masa, solo representan una parte insignificante de la realidad, la mecánica cuántica es aplicable a todas las áreas, y no solo a los cuantos.

Es capaz de registrar científicamente todas las relaciones y las posibilidades resultantes (interacciones) y de demostrarlas experimentalmente. También es especialmente capaz de representar *procesos vitales* basados en la transmisión de información por parte de fotones reales. Como fotones *virtuales* también son responsables de todas las acciones de fuerza. Según afirman importantes físicos cuánticos, detrás de las exhaustivas características de la *luz* hay una inteligencia superior.

INTERACCIONES

Todas las formas materiales están sujetas a una dinámica superior de formación y disolución. También están recíprocamente sujetas a una dinámica superior de *interacciones*. De este modo, todo está entrelazado y unido inseparablemente entre sí. Cuando describimos un estado, como el foco de una enfermedad, éste nos parece estable. Sin embargo, en realidad se trata de un *proceso cuya adaptabilidad ha sido alterada*. Si nos aproximamos a un paciente desde esta perspectiva, lo más importante será algo inmaterial, es decir, el aspecto informativo-energético. Y esto es lo determinante.

Estamos constantemente expuestos a todo tipo de influencias, también de la publicidad. Con el tiempo, almacenamos un potencial enorme de *basura informativa*, que solo podemos eliminar por medio de los sueños, mientras dormimos. Este hecho no solo incrementa la predisposición a enfermedades, también repercute en problemas en el tratamiento. Se reduce así la capacidad de respuesta a terapias informativas, entre las que se cuentan la homeopatía y la terapia de información biofísica (TIB).

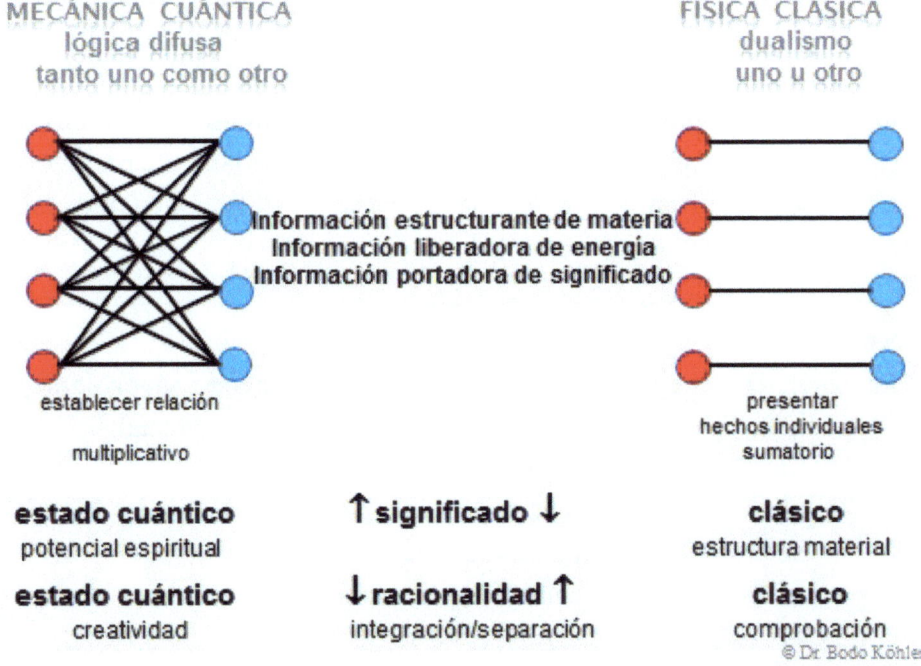

Fig. 1: La física cuántica describe las interacciones (Th. Görnitz)

Para mantener la salud necesitamos gran cantidad de señales naturales, que podemos obtener de la naturaleza viva cuando paseamos por un bosque o directamente del sol. La falta de este input va en detrimento de la estructura. La comunicación con otras personas es igualmente importante. Cuantas más conversaciones de calidad tengamos, más estimularemos nuestra conciencia superior y, por consiguiente, también el potencial creativo, a su vez responsable de la renovación y la regeneración. El ejemplo opuesto lo vemos en las personas mayores que decaen tras ingresar en una residencia.

VIDA

La VIDA es una sucesión rítmica de procesos complejos inter-conectados, guiados por la mente y provenientes de la sabiduría de la conciencia universal creadora de estructuras. Todos los procesos vitales están sujetos a una regulación bipolar (cuatripolar) y, por consiguiente, cumplen con la ley del 3+1 de Wolfgang Pauli. Del mismo modo que el universo está sujeto a cambios constantes, las estructuras materiales necesarias se disuelven rápidamente para volver a formar ininterrumpidamente nuevas estructuras. Lo único que resiste es el plan divino.

SALUD

La SALUD depende de cuatro aspectos, que deben vivenciarse de forma individual de acuerdo con la constitución de cada cual:

> ➢ modo de vida y misión verdadera
> ➢ alimentación biológica adaptada y de calidad
> ➢ actividad física, sin sobrecarga
> ➢ sueño reparador, entre 7 y 9 horas

Aquellas personas que respetan con rigor todos estos puntos, tienen más posibilidades de no enfermar gravemente. Son factores funda-mentales a los que debe contribuir toda persona. De este modo se asegura que el organismo es capaz de mantener su capacidad de rápida adaptación ante las condiciones cambiantes del entorno, garantizando así el equilibrio dinámico (homeostasis). Para ello resulta necesaria una delicada capacidad de regulación, facilitada por el metabolismo celular. Junto con la regulación del equilibrio ácido-base resulta el *sistema célula y terreno*, que es la unidad funcional autónoma más pequeña.

La regulación básica del **metabolismo celular** se produce únicamente por las llamadas *reacciones* donador-aceptor de electrones, es decir, por la captura y liberación de electrones. Los *protones* regulan el **valor del pH**. Ambos portadores de carga poseen una doble función. Forman *campos de potencial o gradiente*, que también estabilizan la estructura material.
Un organismo sano se caracteriza por una alta *coherencia colectiva* de todas sus células inteligentes (!), que se asocian voluntariamente para servir a una tarea común, a la que podemos denominar *función integrativa*.

La enfermedad significa decoherencia, es decir, escisión de áreas concretas de la unidad funcional y, por consiguiente, *separación*. El objetivo de todo tratamiento debe ser la *reintegración* o restablecimiento de un nivel alto de coherencia. Más concretamente, significa la eliminación de inflamaciones crónicas y la normalización del metabolismo celular en combinación con el equilibrio ácido-base.

La **MEDICINA UNIFICADA conforme a la vida** es mucho más que la combinación de naturopatía y medicina convencional. El marco científico ya no lo forma, como hasta la fecha, una ciencia que actúa de forma reduccionista y de causalidad lineal, sino la mecánica cuántica, capaz de abordar relaciones más amplias. Se trata de una nueva interpretación de los conocimientos lineales actuales y su adaptación a los procesos vitales, alcanzando así un mayor nivel cualitativo. La polaridad releva la dualidad. Los especialistas se convierten en *generalistas*. Los pacientes son los actores principales que, guiados por el médico, encuentran el apoyo necesario en su proceso de curación.

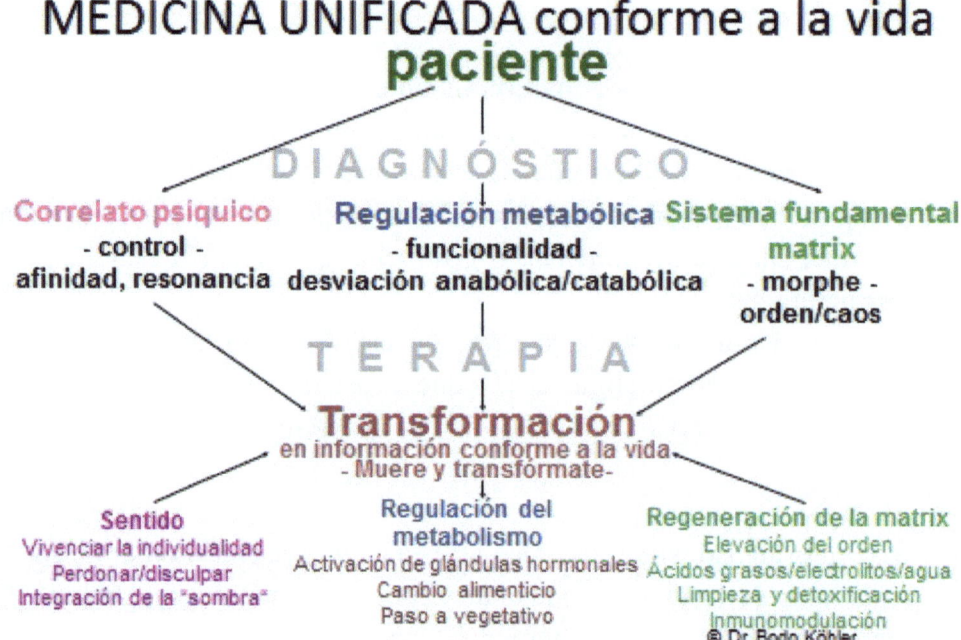

Fig. 2: La MEDICINA UNIFICADA conforme a la vida no solo es integrativa, también tiene en cuenta las interacciones de todos los sistemas entre sí, y concede al control superior de la materia la importancia que le corresponde por medio de la conciencia.

La medicina unificada conforme a la vida fomenta los procesos vitales buscando y transformando las causas de la alteración en todos los planos de los procesos de regulación, de psique a soma. Si se mantiene el delicado equilibrio regulatorio (homeostasis) en forma de regulación bipolar que permita una rápida capacidad de adaptación, podrán descartarse las enfermedades crónicas. El objetivo es volver a garantizar el proceso de sanación interno por medio de la autorregulación.

Para ello, es fundamental disponer de información. La estructura es importante para los procesos porque permite su funcionamiento, pero debe adaptarse constantemente a nuevas necesidades. Por este motivo, la psique ocupa un lugar destacado. Las emociones determinan la motivación, de la que se derivan nuestras acciones. El organismo responde a estas necesidades regulando el metabolismo celular (anabólico/catabólico), pero también reacciona ante todo tipo de estresores externos, que alteran su delicado equilibrio. Este equilibrio requiere de una gran dinámica.

FUNDAMENTOS CIENTÍFICOS
Los cuatro puntos siguientes constituyen los fundamentos científicos de la medicina unificada conforme a la vida:
> ➢ Regulación psicológica, sentido de la vida,
>   visión personal del universo
> ➢ La ley 3+1 según Wolfgang Pauli y regulación bipolar
> ➢ SISTEMA DE CLASIFICACIÓN categórico
>   El cubo de Lüscher
> ➢ SISTEMA DE REFERENCIAS común
>   El metabolismo celular

Regulación psicológica, sentido de la vida y visión personal del universo
En la vida hay algunas cosas sobre las que debemos ser conscientes, más aún cuando la *filosofía*, entendida como amor por la sabiduría, no es parte de la formación normal, y menos aún de la educación. Todas

las acciones, sin excepción, y por consiguiente nuestra relación con los demás, así como con nosotros mismos – alimentación, estilo de vida, etc. – son un reflejo de nuestra visión del universo. El comportamiento humano no debería concebir las guerras. Las enfermedades también deberían ser poco frecuentes, si cuidásemos de forma consciente y amorosa nuestro propio cuerpo.

Muchas enfermedades se deben a errores alimenticios, a la falta de actividad física, de sueño o al abuso de alcohol, entre otros. Detrás de todo está la auto-regulación psíquica, que responde a un sentido, o no responde a ninguno. Por consiguiente, es aquí donde debe obligatoriamente empezar a abordarse toda enfermedad crónica, tanto diagnóstica como terapéuticamente. Puede parecer complicado, porque cada ser humano es un individuo irrepetible, pero el test de Lüscher es de gran utilidad.

La ley 3+1 según Wolfgang Pauli y la regulación bipolar
El premio Nobel Wolfgang Pauli redescubrió el neutrino, que Tesla ya había denominado "radiación". Según sus estimaciones, Pauli descubrió que debía existir algo más aparte de las tres partículas elementales neutrón, protón y electrón, y postuló el neutrino. Dado que carece de masa y posee algunas características distintas a las de los otros tres, a pesar de que los cuatro juntos representan los elementos fundamentales de toda materia, formuló la *ley 3+1*. Esto significa que un sistema siempre está formado por cuatro componentes, de los cuales tres son muy similares y uno puede presentar características distintas.

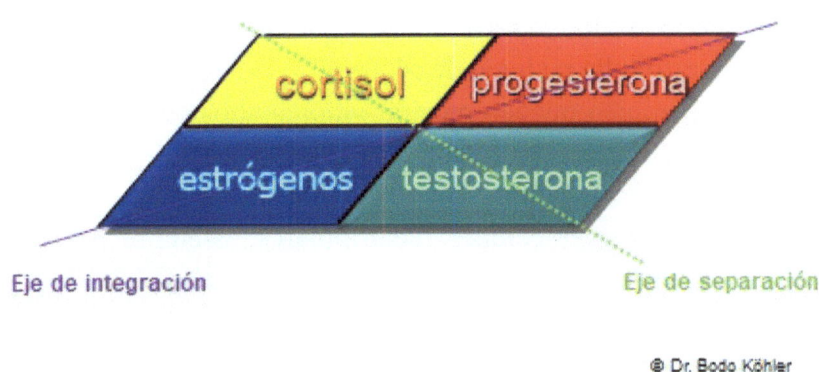

Fig. 3: Las hormonas sexuales son un excelente ejemplo de las relaciones bipolares. La progesterona es la antagonista de los estrógenos, y el cortisol lo es de la testosterona. Cada eje busca un equilibrio dinámico y, con ello, un bajo consumo de energía.

La clasificación de los sistemas funcionales en los organismos vivos desde este punto de vista muestra un principio sorprendente: los cuatro componentes de un sistema dependen el uno del otro de forma dinámica, y lo hacen en una *polaridad cruzada*, en la que uno de los ejes se encuentra en *relación recíproca* con respecto al otro. En pocas palabras, esto significa que una polaridad produce la otra o, dicho de otro modo, que la alteración en un eje tiene su origen en el otro eje cruzado.

Las hormonas sexuales (Fig. 3) cumplen de forma clásica con la ley del 3+1 de Pauli porque el cortisol representa, aparentemente, una excepción. Las cuatro interactúan constantemente. El eje de integración hace posible el eje de separación, y viceversa (reciprocidad). La sustitución ante la falta de una hormona repercute automáticamente en las otras tres, permitiendo una *contrarregulación*. El fenómeno debe tenerse siempre en consideración ya que, con frecuencia, en consulta vemos efectos paradójicos en los que un tranquilizante estimula, en lugar de sedar.

Las hormonas también pueden mostrar valores altos en sangre de una hormona si no se tiene en cuenta una posible contrarregulación, a pesar de no haber sustituido. Por consiguiente, para poder evaluar correctamente las interacciones cuatripolares, siempre se deben determinar los cuatro componentes de un sistema.

Sistema de Clasificación Categórico

La medicina carecía hasta la fecha del SISTEMA DE CLASIFI-CACIÓN categórico. En los organismos vivos resulta especialmente importante conocer las relaciones y las interacciones. El cubo cuatridimensional, creado por Max Lüscher pensando inicialmente en la psicología, resulta naturalmente adecuado como sistema de clasificación, porque permite reconocer de inmediato la *influencia de la psique* sobre los procesos de regulación cuatripolares. Pero no solo eso: en caso de carencia de un componente, también permite reconocer de inmediato las repercusiones sobre los otros tres y la contrarregulación esperada.

Una carencia en, por ejemplo, un cuadrante azul y/o verde (debilidad anabólica), repercute en una contrarregulación catabólica en forma de, por ejemplo, taquicardia o hipertensión. Si mandamos al paciente al cardiólogo, estaremos equivocándonos. En este caso concreto, dependiendo del plano en el que se encuentre el problema, deberemos hacer todo lo posible por fortalecer el aspecto anabólico.

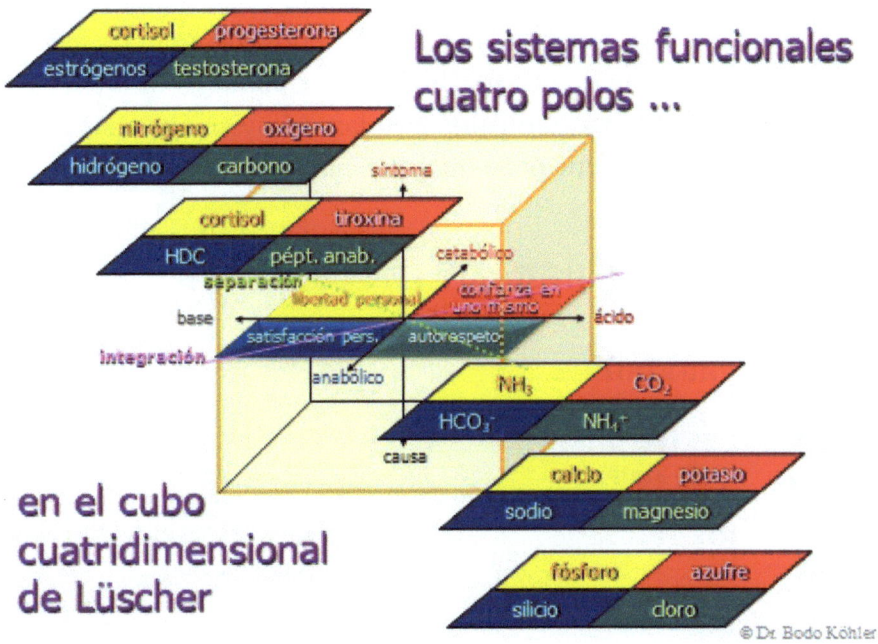

Fig. 4: Esta selección muestra la jerarquía de los sistemas funcionales, desde el centro hacia el exterior. Los cambios en un cuadrante, como el de la *satisfacción personal* en el azul, repercutirán primero en el metabolismo celular de encima y el equilibrio ácido-base de debajo, para ir extendiéndose poco a poco hasta los cuadrantes azules de todos los demás planos.

Todos los sistemas funcionales están jerárquicamente vinculados entre sí y se influyen mutuamente. Las acciones de la psique repercuten primero sobre el metabolismo celular y la regulación ácido-base. Más adelante se abordarán también otros sistemas.

Sistema de Referencia Común

El **SISTEMA DE REFERENCIA común** es otro sistema hasta la fecha inexistente. El *metabolismo celular* es manifiestamente apropiado al ser el centro de atención de todos los ámbitos médicos. Todo sistema funcional está supeditado a su bondad, toda enfermedad se muestra en el metabolismo celular (desviación anabólica y catabólica) y es allí donde debe iniciarse cualquier tratamiento.

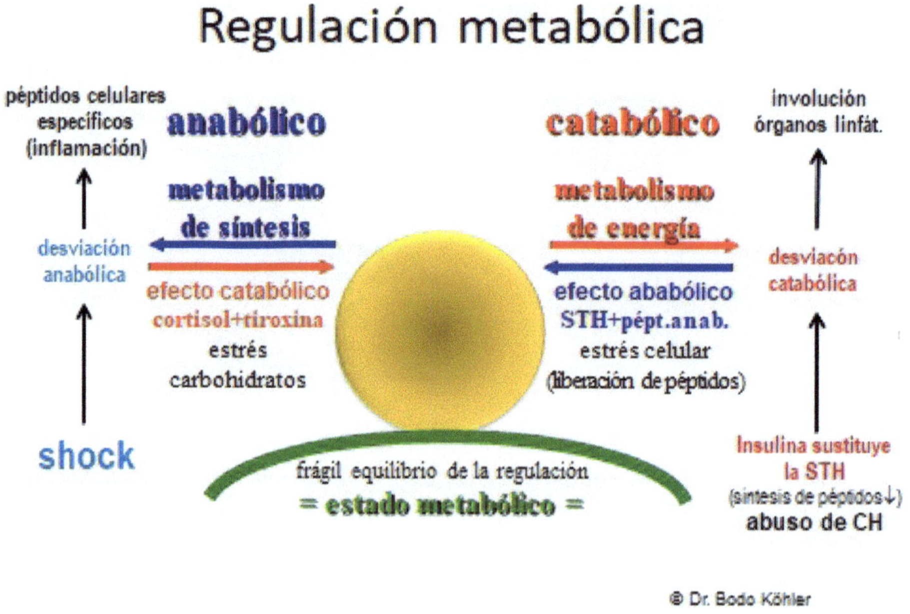

Regulación metabólica

péptidos celulares específicos (inflamación) — **anabólico** — **catabólico** — involución órganos linfát.

metabolismo de síntesis — **metabolismo de energía**

desviación anabólica — efecto catabólico cortisol+tiroxina — efecto ababólico STH+pépt.anab. — desviacón catabólica

estrés carbohidratos — estrés celular (liberación de péptidos)

shock — frágil equilibrio de la regulación = **estado metabólico** = — Insulina sustituye la STH (síntesis de péptidos↓) **abuso de CH**

℗ Dr. Bodo Köhler

Fig. 5: La regulación cuatripolar del metabolismo celular. Los péptidos anabólicos pueden sustituir la somatotropina, que puede encontrarse bloqueada por la insulina o por un estrés psicológico sostenido en el tiempo. Sin embargo, si sus niveles se mantienen altos tras una enfermedad aguda, en el octavo día ya se estará produciendo una cronificación debida a la descomposición de los receptores de cortisol en el núcleo celular.

La *capacidad de regulación* del metabolismo celular (hormonal y vegetativo) como *la* medida del nivel de salud se puede conocer bien mediante el diagnóstico bioenergético (con, por ejemplo, el MORA*nova* o el ZMR), que también está indicado para controlar la evolución (Fig. 11, página 34).

Los desplazamiento de electrones son responsables de lo que se conoce como "regulación base". Cuando la demanda es alta, actúan las hormonas reguladoras, como se muestra en la figura 5.

Para comprender la función celular, y por ende la de todos los tejidos, hay que recordar la siguiente frase del Prof. Dr. Dr. Jürgen Schole, investigador del metabolismo celular:

"El metabolismo celular solo es capaz de regular con normalidad cuando la somatotropina (hormona de crecimiento) de efecto anabólico, el cortisol de efecto catabólico y la tiroxina están disponibles *al mismo tiempo* en la célula *y* en el núcleo celular." (texto destacado por el autor).

Este papel central de la *regulación del metabolismo celular* en la medicina hace que resulte indicada tanto para diagnosticar la aparición de alteraciones (desviación anabólica y catabólica) como para controlar la evolución. El proceso de medición no invasivo mencionado con un sensor de oreja multifuncional permite realizar una evaluación rápida y económica.

La información obtenida no solo es importante para tratar enfermedades. También resulta especialmente apropiada para valorar el nivel de gravedad, lo cual es especialmente importante en el cáncer u otros estados de difícil evaluación, y para la prevención.

El organismo se impone, sea lo que sea que le ocurra, siempre que el metabolismo celular se comporte de forma dinámica en relación con el equilibrio ácido-base, es decir, mientras vaya compensando constantemente entre un eje polar y el otro. Sin embargo, si existe rigidez sin ningún tipo de sintomatología, debe optarse de inmediato por (otras) medidas diagnósticas. ¡Así de sencillo!

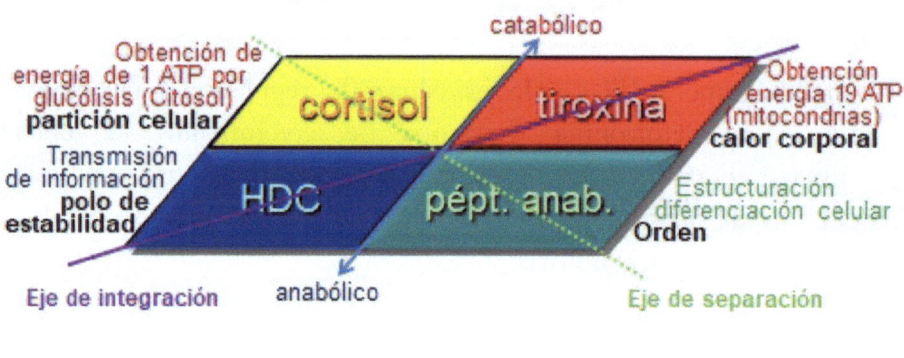

Fig. 6: Representación cuatripolar tradicional de la regulación del metabolismo celular. Es importante señalar que el eje de separación (verde-amarillo) está regulado por el eje de integración *recíproco* asignado, y a la inversa. Las alteraciones en uno de estos ejes polares tienen su origen en el otro. A los lados se muestra el significado de los cuadrantes. La forma en la que se obtiene energía asociada a la temperatura juega un papel muy importante. El límite inferior para una función normal de las mitocondrias se sitúa en 36,5 °C.

Aparición de la enfermedad

> **Sobrecarga** de un sistema (o de varios sistemas) debida a, por ejemplo, estrés o conmoción psicológica
>
> **Inflamación local** (desviación *anabólica* del metabolismo celular > foco)
>
> **Estresores tóxicos** (desviación *catabólica* del metabolismo celular > estrés sostenido)
>
> **Estados carenciales** y sobrecarga (alimentación)

Estos cuatro puntos son los que alteran el *delicado equilibrio regulatorio* y pueden impedir la compensación, por lo que siempre debemos pensar en ellos. El desequilibrio permanente así producido provoca un estrés unilateral, insostenible con el tiempo. Se altera el *principio del padre* o el *principio de la madre* (véase Tratamiento).

Sobrecarga
La capacidad de un sistema funcional está ligada a la constitución y, por consiguiente, a la genética y la epigenética. Es primordial tenerlo en cuenta. Su sobrecarga depende, sobre todo, de la intención subyacente, por lo que la provoca uno mismo y expresa el nivel de conciencia individual. El diabético no manifestará síntomas hasta que su consumo de carbohidratos simples sea constantemente alto. Sin embargo, el diabético podría presentar valores normales de glucosa aun alimentándose incorrectamente, si se sobrecargase a modo de regulación.

En términos de enfermedad, la carga escasa tiene el mismo valor que la sobrecarga, con independencia del sistema de órganos. La falta de actividad física es especialmente importante. Incluso la demencia podría mejorar con un entrenamiento físico controlado.

En este contexto, la *conmoción psicológica* presenta una particularidad. Provoca una desviación anabólica inmediata de uno o varios sistemas funcionales, que puede derivar en una inflamación crónica.

Inflamaciones crónicas

Toda reacción aguda de defensa puede derivar en un estado crónico. El cerebro regula el proceso de curación, hormonalmente y mediante el sistema vegetativo, porque está intencionadamente determinado para ello. Lo hace con una fase aguda de siete días (alarma de reacción según Hans Selye) y tres semanas de convalecencia posteriores. Los receptores de cortisol en el núcleo celular empiezan a descomponerse al octavo día. Sin embargo, si en la célula predominan los péptidos anabólicos, se produce una inflamación crónica por la imposibilidad de contrarregulación catabólica.

El motivo de dicha interrupción es una carencia de reguladores (HCD, tiroxina, cortisol) debida a que la fase aguda no puede discurrir con suficiente intensidad (p. ej., fiebre alta). En primer lugar deberían analizarse posibles carencias examinando las glándulas hormonales correspondientes (suprarrenales, tiroidea, hipófisis).

Estresores tóxicos

La detoxificación, también sudar, es un proceso catabólico. Una intoxicación fuerte por sustancias tóxicas, sobre todo durante un período prolongado, sobrecarga el lado catabólico del metabolismo celular y los órganos excretores, especialmente el hígado y los riñones. No basta con fortalecer la función de las mitocondrias; también son necesarias medidas intensas, sobre todo a través del intestino y el hígado/vesícula, al mismo tiempo que se modera la alimentación o incluso se ayuna.

La terapia de regeneración de la matriz con el MRT 503 está especialmente indicada para deshacerse de los estresores tóxicos de forma directa.

Los polvos minerales de *piedra volcánica* también ofrecen buenos resultados al impedir la absorción de los tóxicos eliminados por el intestino por medio de la vesícula. La *curcumina*, una sustancia amarga que, además de otros muchos efectos beneficiosos, también estimula la función de la vesícula, es una buena ayuda. El CurSiMag® es un preparado probado desde hace años que contiene *citrato de magnesio*, además de las sustancias mencionadas.

Estados carenciales y sobrecarga

Las cuestiones alimenticias afectan principalmente al metabolismo hepático. Todo desequilibrio provoca estados carenciales, y toda sobrecarga produce problemas. El hígado graso no alcohólico es cada vez más frecuente, también en personas delgadas, junto con el hígado graso debido al alcohol, y desencadena muchas enfermedades secundarias, entre ellas del sistema circulatorio, diabetes y también cáncer. Los períodos breves de ayuno pueden resultar muy útiles. Un día de ayuno a la semana a base de, por ejemplo, zumos de verduras, ayudan a descargar el hígado.

La causa principal de la adiposidad en órganos no es la grasa ingerida, sino un exceso de carbohidratos simples transformados en grasa (triglicéridos) en el hígado con la colaboración de la insulina.

Otro aspecto a tener en cuenta son los grupos sanguíneos genéticamente determinados. Dependiendo del grupo sanguíneo, la influencia sobre el sistema inmunitario puede ser promotora o debilitante. Las personas del grupo sanguíneo A son vegetarianos natos, mientras que las del grupo sanguíneo 0 son carnívoros. La bibliografía mencionada ofrece más información al respecto.

Regulación psicológica

El *estado de ánimo* prevalece sobre los cuatro puntos. Por consiguiente, es donde debería centrarse el diagnóstico y el tratamiento.

Si no se conoce la causa profunda subyacente en cada acción que ha producido la sobrecarga o subcarga, no se puede realizar un tratamiento causal.

La evaluación de una persona no es tarea fácil. Los chinos ya empezaron a abordar este problema hace 5.000 años. Las cinco fases de transformación, denominadas cinco elementos en el pasado, estructuran las interacciones de psique y soma.

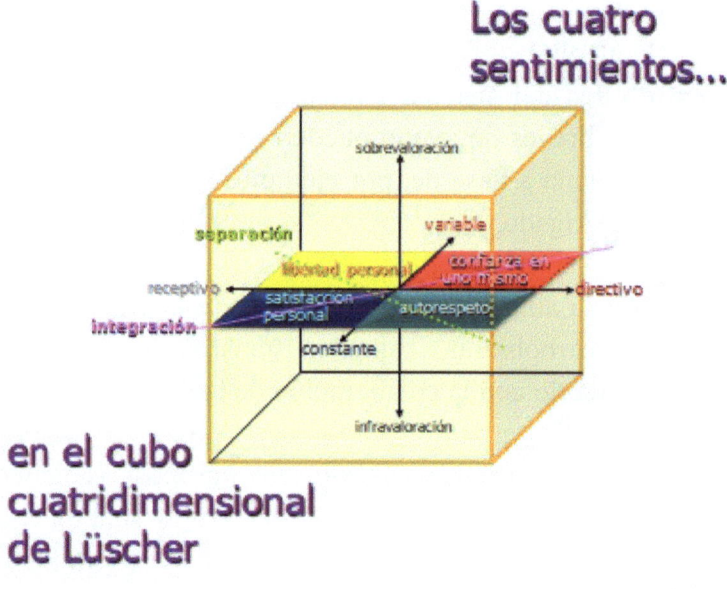

® Dr. Bodo Köhler

Fig. 7: El cubo de Lüscher y los cuatro sentimientos. Vivimos en *armonía* cuando se dan estos cuatro sentimientos. La armonía es el equilibrio de todos los opuestos polares.

Max Lüscher atribuía los distintos comportamientos a cuatro sentimientos proprios: *satisfacción personal, autorespeto, confianza en uno mismo y libertad personal.*

La figura 4 muestra la relación de la regulación psicológica con los distintos órganos funcionales. Hay que insistir en que la causa de toda pérdida funcional de uno o más sistemas debe buscarse, siempre y sin excepción alguna, en la regulación psicológica, que se corresponde con el estado de conciencia. Unos sentimientos poco desarrollados provocan una sobrevaloración o infravaloración de la realidad con una percepción equivocada, y los consecuentes errores.

Reciprocidad

Lo invisible produce lo visible. Detrás de la realidad visible suceden innumerables interacciones energéticas. Son las verdaderas causas y controlan nuestras vivencias. Las siguientes explicaciones pueden comprenderse mejor teniendo estos aspectos en cuenta.

Todo está relacionado, tal como nos enseña la física cuántica. Sin embargo, está sometido a un orden jerárquico superior, por lo que no todas las influencias pueden volverse efectivas. La ley de la reciprocidad, que podemos representar en el cubo de Lüscher, forma parte de este orden. Desde un punto de vista matemático, reciprocidad significa información infinitamente diseminada existente en otro plano (campo potencial, conciencia superior) que se activa con las emociones y se concentra en un punto. Geométricamente puede representarse en forma de línea sobre la que se proyecta otra línea en forma de punto formando una cruz. La fórmula es $1/x$, por lo que es una proporción o una relación.

Estos conocimientos ya adquiridos en la escuela son muy importantes para nosotros. Gracias a ellos, podemos comprender mucho mejor la verdadera causa que subyace en cada uno de los síntomas y realizar un tratamiento específico.

Como se muestra en la figura 7, los dos ejes polares de la integración y la separación son perpendiculares. Se encuentran en una relación recíproca, lo que significa que la polaridad de un eje se refleja en el otro, en forma de punto, influyendo en él.

Dicho de forma más clara, podría formularse que una alteración en el eje de integración, en forma de síntoma, se muestra en el eje de separación, y a la inversa. O formulado de forma positiva, un eje solo puede regular con normalidad cuando el otro también regula de forma compensada.

Esto presupone una "coherencia colectiva", que debe entenderse como la unión de todas las células y los tejidos para servir a una intención común. Es un acto inteligente.

Muchas de las equivocaciones y diagnósticos erróneos de enfermedades residen en una visión mecanicista del cuerpo. La *conciencia* entró en juego con la mecánica cuántica, porque la vida solo puede entenderse como una consecuencia inteligente de procesos rítmicos.

La coherencia se fundamenta en dos procesos contrapuestos: por una parte, la búsqueda del "estado fundamental mecánico-cuántico" como polo de estabilidad y, por la otra, una gran dinámica. Según Dr. Bernd Zeiger, en el estado fundamental actúa el tercer principio *inverso* de la termodinámica, por el cual se eleva automáticamente el *orden interno* de un sistema.

Este polo de estabilidad puede comprobarse en distintos planos, dependiendo del sistema que contemplemos. En el caso de la célula, es el núcleo celular, y en el del organismo en su totalidad, lo son los riñones. Junto con el corazón, conforman una unidad funcional (eje de integración).

Los 4 grupos de enfermedades

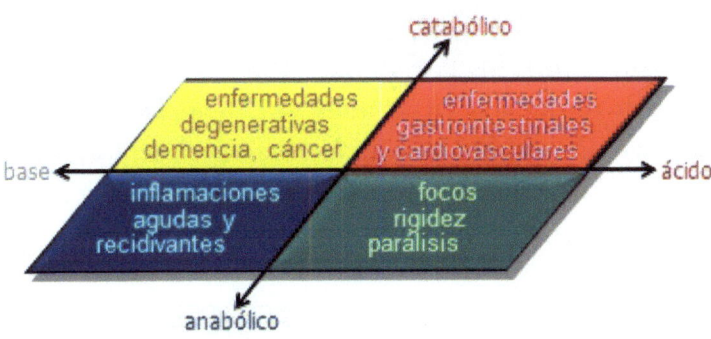

Fig. 8: Todas las enfermedades pueden asignarse a los cuatro cuadrantes. De este modo, no solo podemos reconocer la causa con más facilidad, sino también realizar un tratamiento más efectivo y profundo.

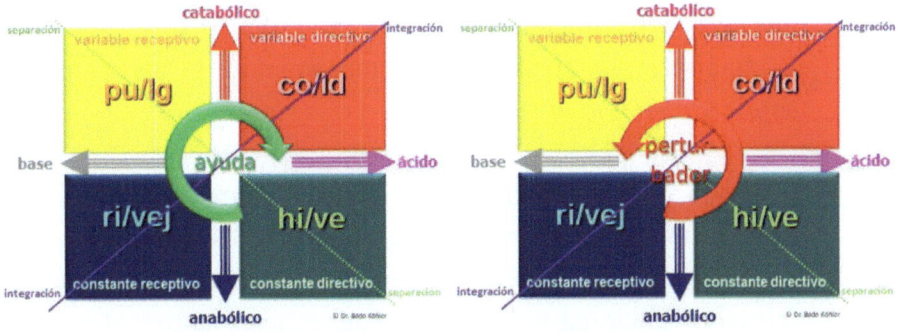

Figs. 9 a + b: Interacciones en los sistemas de órganos

Por consiguiente, la enfermedad puede equipararse a la pérdida de coherencia. El mayor gasto energético asociado consume recursos que, a la larga, provocan un agotamiento.

La pregunta que queda por responder es qué polo del correspondiente eje polar representa el problema, normalmente en forma de carencia. Aquí interviene otro principio de regulación, en concreto la ley de la transformación formulada en la antigua China. De ella se deriva el reloj biológico. El movimiento normal es en el sentido del reloj; en sentido contrario a las manecillas del reloj, pueden producirse alteraciones.

En relación con las figuras 8 y 9, esto significa que:

> El origen de las inflamaciones recidivantes (azul) está en el amarillo (pulmón/intestino grueso). El verde (circuito funcional hígado/vesícula) apoya el azul. El verde representa el orden superior, la firmeza y la autenticidad, así como la *auto respeto* (> amor propio !).

> El origen de los focos, la rigidez, la parálisis, como en la esclerosis múltiple (verde) se encuentra en el azul (circuito funcional riñón/vesícula). A su vez, el rojo (circuito funcional intestino delgado/corazón) apoya el verde. El rojo representa la dinámica, la disolución, el movimiento y, ante todo, la *confianza en uno mismo*.

> El origen de las enfermedades gastrointestinales y cardíacas, los infartos, los accidentes cerebrovasculares (rojo) está en el verde (circuito funcional hígado/vesícula). El amarillo (circuito funcional pulmón/intestino grueso) apoya el rojo. El amarillo representa la sinceridad, los nuevos inicios, el soltar y la *libertad personal*.

> ➤ El origen de las enfermedades degenerativas, hasta el cáncer (amarillo), está en el rojo (circuito funcional intestino delgado/corazón). El azul (circuito funcional riñón/vesícula) apoya el amarillo. El azul representa la confianza básica, las relaciones y también la *satisfacción personal*.

Todo cobra un gran sentido y abre visiones totalmente nuevas de la aparición de la enfermedad. En el apartado "terapia" se presentan las posibilidades que de ello se desprenden.

Diagnóstico

> ➤ **Anamnesis** (véase cuestionario más adelante)
> ➤ **Diagnóstico de la personalidad** (Test de Lüscher/kinesiología psicológica, energía psicosomática)
> ➤ **Testaje bioenergético** con MORA*nova*/Decoder, VEGA-DFM o Expert, EAV/test de resonancia/kinesiología, HRV
> ➤ **Técnicas de imagen** (sonografía, radiografía, tomografía computerizada, imagen de resonancia magnética)
> ➤ **Análisis de laboratorio**

Anamnesis

La importancia de la anamnesis está infravalorada. Suele ser el primer encuentro entre el médico y el paciente, y en él debe establecerse una relación de profunda confianza. Introducir la información en el ordenador sin contacto visual no solo es totalmente contraproducente, también echa a perder la oportunidad de lo que podría ser un encuentro empático en el que poder intercambiar importante *información para la curación* (Fig. 10). El médico con una visión holística también lee entre líneas y hace caso de su intuición. Con frecuencia, antes de valorar los informes de la exploración, ya sabe qué le *falta* al paciente, lo que confirma con los resultados.

No hay que dejarse llevar por las prisas. La MEDICINA UNIFICADA concede más espacio a la medicina del habla, a la una comunicación *no verbal* en los silencios, en las pausas durante la conversación. Además, la tranquilidad necesaria y un intenso contacto visual contribuyen a eliminar la ansiedad. Los pacientes que tienen ocasión de disfrutar de este tipo de encuentros con el médico ya inician el proceso de curación durante el camino de vuelta a casa gracias a la activación de la información necesaria para volver a activar procesos vitales estancados en el campo mental. A menudo, al salir de la consulta los pacientes dicen: "Doctor, muchas gracias, ya me encuentro mucho mejor".

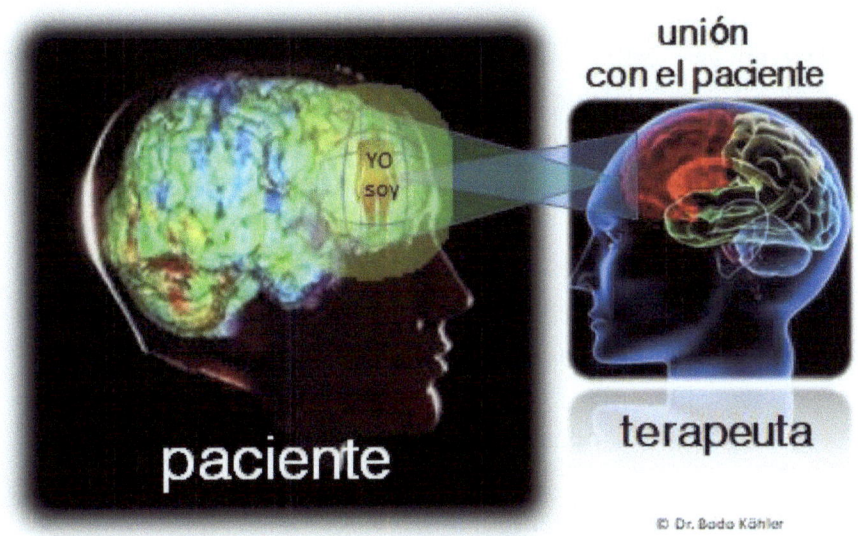

Encuentro empático

unión
con el paciente

YO
SOY

paciente

terapeuta

© Dr. Bodo Köhler

Fig. 10: Generación de información para la curación en el lóbulo frontal de los pacientes mediante neuronas espejo

Cuestionario

➢ Estrés psicológico sostenido; tendencia a las depresiones
➢ Problemas con la pareja, niños, familiares
➢ Accidentes, lesiones, conmociones
➢ Exposición a tóxicos, anestesia
➢ Tintes para el cabello; desodorante
➢ Empastes de amalgama
➢ Consumo alto de pescado con mercurio
➢ Entornos con estrés electromagnético
➢ Exposición al moho

➢ Uso prolongado de medicamentos perjudiciales
➢ Inhibidores de la bomba de protones; estatinas
➢ Tabaquismo
➢ Hábitos de sueño
➢ Sexualidad satisfactoria
➢ Ronquidos
➢ Higiene bucal
➢ Implantes de cualquier tipo
➢ Enfermedades crónicas existentes
➢ Borreliosis
➢ Sinusitis crónica
➢ Anginas frecuentes
➢ Presencia del virus de Eppstein-Barr, clamidias, herpes
➢ Hábitos alimenticios: dieta diversificada; dietas alimenticias; veganismo
➢ Hábitos con la bebida; alcohol
➢ Grupo sanguíneo
➢ Alimentación fundamentalmente ecológica o procesada
➢ Aceites recalentados en la comida
➢ Carbohidratos
➢ Problemas digestivos; intolerancia a la grasa
➢ Tránsito intestinal; color de las heces
➢ Sudoración frecuente o escasa
➢ Actividad física; sedentarismo; actividades deportivas

Diagnóstico de la personalidad

Los diferentes métodos existentes sobre predisposiciones constitucionales y la regulación psicológica permiten obtener una imagen, que no solo es importante para el médico, también lo es para poder acceder a problemas más profundos de los pacientes. Los distintos métodos se explican detalladamente en el *libro*.

Estos son los métodos:

> Test de Lüscher
> Análisis de niveles de colesterol HDL (> 70 patológico !)
> Relación oxitocina – ADH
> Diagnóstico de las glándulas tiroideas
> Análisis de los cuatro neuromoduladores (saliva)
> Diagnóstico de las heces
> Detección de anticuerpos de neurovirus (herpes, etc.)
> Relación hormona D activa/inactiva (receptores)

Testaje bioenergético

Todos los procesos de testaje buscan conocer la enfermedad y sus interacciones. El esquema básico está compuesto por los cuatro grupos de enfermedades (véase figura 8 en página 27) y hay que respetar una jerarquía determinada: todas las enfermedades empiezan en el cuadrante azul (inflamación aguda con reacción de defensa). A partir de allí puede producirse una cronificación en el lado anabólico (cuadrante verde, foco) o un cambio hacia el lado catabólico. Luego puede producirse una degeneración, y hasta procesos malignos, o eventos súbitos, como un derrame cerebral o un infarto. Las frecuentes enfermedades gastrointestinales, como la úlcera, la diverticulitis o la obstrucción intestinal, también figuran entre ellas. El estado del medio, ácido o alcalino, resulta decisivo.

El aparato ZMR 703 y el nuevo módulo de diagnóstico de 4 polos del MORA *nova* actúan sobre esta base científica, que debemos al investigador del metabolismo J. Schole. La ventaja de los dos aparatos es que ofrecen la medición automática y el posterior tratamiento basado en la medición.

Los aparatos Decoder, VEGA-Expert, la termografía, los aparatos bioenergéticos, como el HRV, los testajes kinesiológicos o el biotensor aportan indicadores indirectos, sobre todo en relación con los focos. Lo importante no es detectar lo que hay, sino lo que ha dejado de regularse.

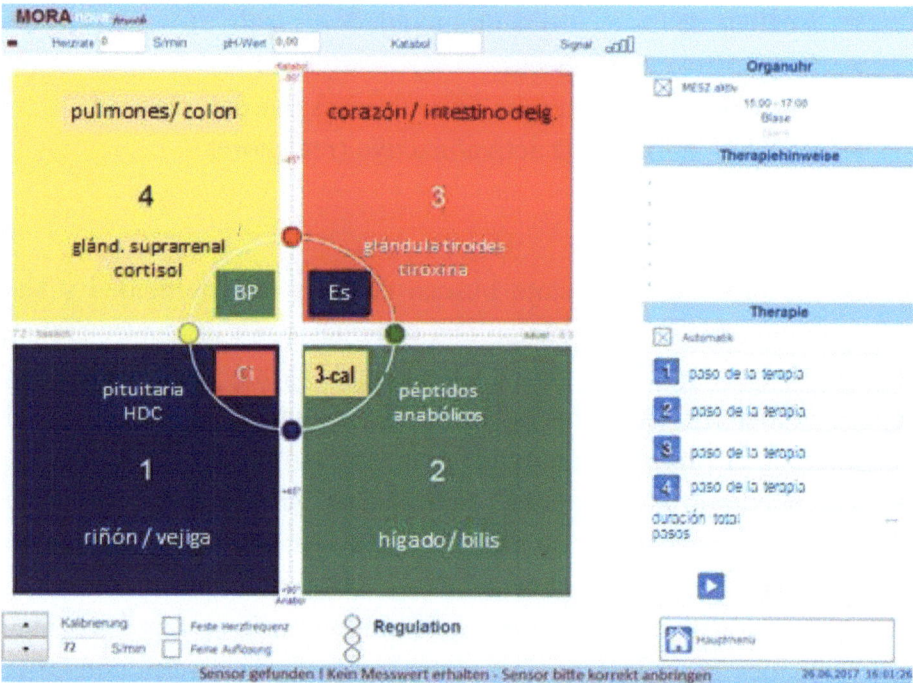

Fig. 11: Captura de pantalla de la regulación cuatripolar del metabolismo en relación con el equilibrio ácido-base. Los cuatros colores de Lüscher hacen referencia a la psicoregulación principal. En el estado fundamental, los cuatro puntos de color se encuentran en el círculo interior. No obstante, un "estado" normal no es definitorio para realizar la evaluación, sino la dinámica de adaptación a los cambios ante las influencias del entorno, que se muestra en la oscilación en torno a la posición central.

Técnicas de imagen

Con frecuencia concedemos demasiada importancia a la información que proporcionan las sonografías, radiografías, etc. La enfermedad del hígado graso no alcohólico *no* se ve, todavía, en una sonografía. Es posible que *no* podamos ver una artritis con dolor fuerte. Muchas personas caminan con caderas que presentan degeneración, pero *sin* dolor. Un tumor *no* indica si está inactivo, quizás desde hace años, o si su crecimiento es agresivo.

Con frecuencia, la sintomatología difiere del hallazgo local. De ahí la frase: **¡Las formas no nos permiten deducir la función!**

Laboratorio

- ➢ **Metabolismo** (3 glándulas hormonales {perfil de estrés cortisol, IGF-1 y 3, tiroides*}; **hormonas sexuales**
- ➢ **4 neurotransmisores** {dopamina, adrenalina, acetilcolina, serotonina}
- ➢ **En ayunas, glucemia; insulina, HbA1c, homocisteína**
- ➢ **Analítica extensa**, velocidad de sedimentación (energía de ionización!), electroforesis
- ➢ **Valores hepáticos, función renal**
- ➢ **Inflamación** (hs-CRP, IL-6, TNF-α)
- ➢ **Vitaminas** (grupo B, hormona D activa-inactiva)
- ➢ **Minerales** (K, Mg, Na, Ca, Cu, Zn, Se, J)
- ➢ **Colesterol** total, HDL, LDL,
- ➢ **Test Estronex** (para determ. vías de degradación en el hígado)
- ➢ **Análisis extenso de heces** (reservado a laboratorios espec.)

Particularidades y valores normativos

¡Los valores obtenidos no nos permiten deducir la función! La función solo podemos conocerla con pruebas funcionales, como el ECG en esfuerzo. Lo mismo ocurre con la tiroides, de la que necesitaremos un perfil.

*) Tiroides: T3 3,2-4,4 ng/l; T4 libre (forma almacenada) 9,3-17 ng/l
Relación T4/T3: 4 : 1; TSH (+/- 1,0)
T3 reversa (< 200 pg/ml) inhibe T3 libre,
Relación T3 libre x 100/T3 reversa: > 2

Estradiol 50-250 ng/l; progesterona 1-20 mg/ml
Relación estradiol/progesterona: 1 : 10

Total testosterona 500-1000 mg/dl; testosterona libre 6,5-18 mg/dl

Cortisol por la mañana	10-18 mcg/dl
Pregnenolona	50-100 µg/l
DHEA-S	3,5-4,3 mg/l mujer
	4,0-5,0 mg/l hombre

Cu menos 3x ceruloplasmina < 30
Zn 900-1200 µg/l (sérico), en sangre 600-750 µg/dl;
Relación Cu/Zn: 0,8-1,0

Mg	1,2-1,7 mmol/l en sangre
Se	110-150 µg/l

Relación omega-6/omega 3 en sangre: 0,5-3 (no < 0,5 = sangrado)

Relación albúmina (> 55 g/l)/**globulina en sangre: > 1,8**

Marcadores de inflamación:	
hs-CRP	< 0,9 mg/l
IL-6	< 3 ng/l
TNF-α	< 8,0 pg/ml
C4A	< 2830 ng/ml
TGF-β1	< 2380 pg/ml
MSH (hormona estimulante de melanocitos)	35-81 pg/ml
Micotoxinas en test de orina	

Glutatión (GSH) 5,0-5,5 µmol/l

Glucosa (en ayunas)   60 – 90 mg/dl
Insulina   2,5 – 25 mU/l
HbA1c   4 – 6 %; 20-40 mmol/molHb

    Vit. E   12-20 mcg/ml
    Vit. B1   50-75 µg/l (sangre); 20-30 µmol/l (sérico)
    Vit. B6   20-30 µg/l (sangre)
    Vit. B9 (folato) 15-25 ng/ml (sangre)
    Vit. B12   500-770 pg/ml (sangre)

    Vit. D3   20-50 µg/l (25-OH-D3 prehormona)
                   50-120 nmol/l
    Hormona D   15-20 pg/ml (1,25-dihidroxi-D2)
                   30-50 nmol/l

Cyrex Array 20 = negativa (indica nivel de apertura barrera hematoencefálica)
Cyrex Array 3 = negativa (intolerancia al gluten)
Cyrex Array 4 = negativa (alergia: centeno, cebada, sésamo, avena, arroz)
Cyrex Array 5 = negativo (numerosos autoanticuerpos)

Para combatir los productos de glicación avanzada (PGA) se forman anticuerpos. Los PGA producen radicales libres, activan inflamaciones y abren la barrera hematoencefálica.

IDE (enzima degradadora de la insulina) también degrada beta-amiloides.

Test neuropsicológico: MoCA (www.mocatest.org), normativo 26-30; < 19 = demencia

Ejemplo de solicitud a un laboratorio
IGF-1 y 3
TSH
T3 reversa y libre
T4 libre

Estradiol
Pregnenolona
Estriol
Progesterona
Testosterona libre
DHEAS

Homocisteína
hs-CRP
Glucemia en ayunas + insulina
HbA1-c
Electroforesis
IL-6
Factor de necrosis tumoralα
Vitaminas B 1, 6, 9, 12
"Vitamina" D activa (hormona) e inactiva (precursora),
Minerales en sangre: K, Mg, Cu, Zn

Minerales en suero: Na, Ca, Se, Zn, Cu

Velocidad de sedimentación
Hemograma completo,
GOT
GPT
Gamma-GT
AP
Colesterol saludable, HDL
Creatinina
GFR

Perfil de estrés cortisol
Neuromoduladores
Test Estronex

Terapia

Es fundamental devolver al organismo la capacidad de regulación dinámica de todos sus sistemas funcionales. Los sistemas funcionales se regulan de forma bipolar, es decir, por polaridad cruzada. Es así como se produce una alta dinámica, sin poner en riesgo el orden general del sistema. De acuerdo con la clasificación del cubo de Lüscher, una polaridad se denomina *eje de integración* y la otra *eje de separación*, y en ello se apoya ley de reciprocidad. Según esta ley, las funciones normales de un eje se aseguran en el eje en posición perpendicular (Fig. 7, página 24).

La sobrecarga unilateral de las polaridades puede provocar una dualidad. Esto significa que el "tanto una como la otra" se convierte en "la una o la otra", es decir, en una limitación. Cuando esto ocurre, se produce automáticamente un exceso en uno de los lados y una carencia en el otro, disponiendo así una acumulación, por una parte, y una carencia por la otra. Una enfermedad crónica indica que el organismo es incapaz de retomar por sí mismo una dinámica ordenada.

Como se expone en el capítulo "Reciprocidad" en la página 27, los cuatro cuadrantes se influyen mutuamente siguiendo un orden preestablecido. Se produce un *apoyo* en el sentido de las manecillas del reloj, y pueden aparecer *alteraciones* en el sentido contrario (Fig. 9, página 27). Por norma general, el exceso no representa la causa, sino la carencia, aunque puede producir los síntomas. Por este motivo, el tratamiento debe derivarse consecuentemente a partir de este patrón predeterminado, y corregir en un segundo plano la desviación de la polaridad compensando el polo más débil con el polo más fuerte.
Para ello hay que recurrir a todas las características de los distintos planos de un polo, desde el color hasta su correspondencia psíquica o autoestima según M. Lüscher.

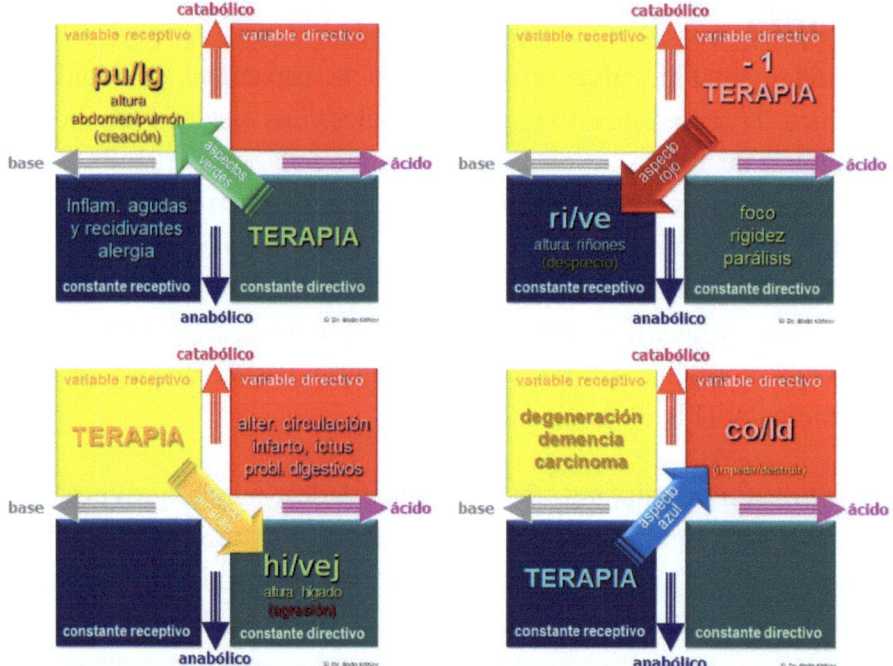

Fig. 12: Estrategia terapéutica de los cuatro cuadrantes de acuerdo con las reglas de la MTC (cinco fases de transformación)

Los aparatos bioelectrónicos, como el ZMR 703 y el módulo para el diagnóstico del MORA*nova*, permiten realizar un tratamiento totalmente automatizado.

Las flechas siempre indican el cuadrante alterado y sugieren llevar el polo "sano" sobre el mismo eje para compensar la carencia.

Principio de la madre y del padre

Conforme a la vida, desde un punto de vista terapéutico hay que intentar "paternar" el *principio de la madre* y, a la inversa, "maternar" el *principio del padre*.

El "principio de la madre" aúna todos los aspectos femeninos, es decir *franqueza, tranquilidad, confianza básica, transparencia, concepción, cuidados, intuición*, y también el hemisferio derecho, el sistema sensorial y el sistema hormonal.

Por su parte, el "principio del padre" tiene asignados todos los aspectos masculinos, es decir, *concentración, pensamiento lógico* (hemisferio izquierdo), *estimulación, consecución* (directivo) y el sistema nervioso.

Equilibrio polar dinámico

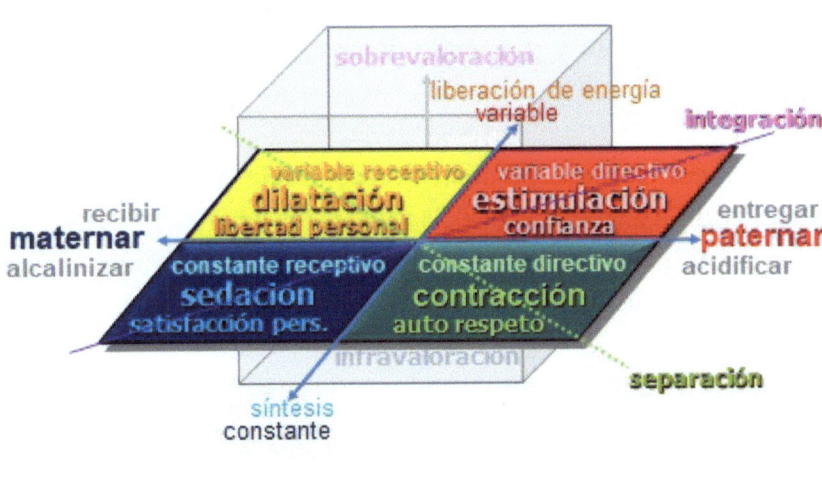

© Dr. Bodo Köhler

Fig. 13: Imagen que ilustra a la perfección el principio de la compensación polar. Los ejes de integración y de separación siempre deben estar compensados en cualquiera de los planos.

Ambos principios están indicados para recuperar el equilibrio en la regulación cuatripolar. Si el principio masculino directivo está debilitado (en rojo o verde), habrá que 'paternarlo'; si el principio femenino receptivo está debilitado (en azul lo amarillo), habrá que 'maternarlo'.

Dicho de otra forma, esto significa que (véanse figuras 8 en página 27 y 13 en página 41):

> ➤ Las inflamaciones agudas y recidivantes deben *paternarse*.
> ➤ La rigidez y las parálisis deben *maternarse*.
> ➤ Las enfermedades circulatorias y gastrointestinales, así como
> ➤ la degeneración y las enfermedades malignas deben paternarse.

Dado que todo cambio parte de la mente, la toma de conciencia por parte del paciente debe ocupar un lugar prioritario. Las **inflamaciones** o las **alergias** (azul) se deben, con frecuencia, a necesidades psicológicas reprimidas (- - 2). Por este motivo es importante que estructuremos activamente nuestra vida, y que lo hagamos, sobre todo, con **amor propio** y ¡haciendo de una vez por todas aquello que NOS sienta bien!

En pacientes con **focos** o parálisis (verde) suele existir un rechazo a los procesos de aprendizaje (- - 3). Deberían tener más **actividad** y hacer las paces con el pasado para salir de su contracción. Su lema debe ser "Voy a emprender cosas nuevas".

En las enfermedades cardiovasculares o gastrointestinales (rojo) falta ritmo con sus necesarias fases de descanso. Suelen mostrar pérdida del sentido de la realidad, de la que puede resultar el sinsentido (- - 4). En este caso hay que **expandir la conciencia** para restablecer el contacto perdido con la conciencia superior.

Los pacientes con **degeneración o deterioro** (amarillo) deben recuperar el sentido de comunidad (coherencia) y ser conscientes de la conexión de todo con todo. Normalmente muestran pérdida de confianza, vinculación (- -1) y **confianza básica.** Es importante encontrar y vivir el polo de estabilidad en el estado fundamental mecánico-cuántico.

La cohesión en el organismo se genera por medio del eje de integración azul-rojo. La tarea de todos los procesos de regeneración consiste en mantener la *coherencia colectiva*, o en restablecerla después de haber estado expuesto a toxinas, microbios o estrés psíquico. Para ello es necesario que el polo de estabilidad - los riñones- esté estable y sirva de base para una gran dinámica meta-bólica, que depende de la glándula tiroidea.

El cerebro controla todos los procesos de curación y el sistema nervioso los supervisa, por lo que es imprescindible que el tratamiento los tenga presentes. No obstante, no debemos olvidar que se trata mayoritariamente de procesos inconscientes y que solo el 4 % "terminan" en nuestra conciencia diaria. De ahí la importancia del encuentro empático (véase figura. 10 en página 31), durante el cual el cerebro del paciente cristaliza inconscientemente la información necesaria para la curación por medio de las neuronas espejo. Ningún tratamiento, por bueno que sea, es capaz de lograrlo.

El test de Lüscher es muy valioso para diagnosticar la personalidad porque también permite entrar en el subconsciente.

La terapia de coherencia es la consecuencia lógica que se deriva de los fundamentos científicos conocidos hasta ahora. La coherencia colectiva requiere de un polo de estabilidad para poder regresar al estado fundamental cuántico-mecánico después de cada alteración, por lo que los riñones son especialmente importantes. Su correspondencia en el eje de integración es el corazón. Ambos son responsables de la re-integración de las áreas separadas, como los focos.

Así es como debe preparase: la información del campo perturbador se transfiere al sistema límbico por medio del electrodo para la nuca del auricular (NEC 708). De este modo, la resonancia activa el sentimiento subyacente en la enfermedad. Las ondas theta producidas por el cerebro activan el lóbulo frontal, que responde adecuadamente a las emociones (voluntad).

El impulso se transfiere a los riñones, donde reside la información vital. Los riñones interaccionan constantemente con el corazón por medio del eje de integración. El corazón recibe la información del campo perturbador por medio del aplicador manual del MRT 503 después de haber recorrido la célula en armonía en el MRT. Esto provoca un encuentro entre la información caótica del campo perturbador e información ya transformada del campo perturbador. De este modo, el aspecto trascendente del corazón es capaz de transformar la información separativa del campo perturbador en información integrativa (amor), que restablece la salud de la coherencia colectiva.

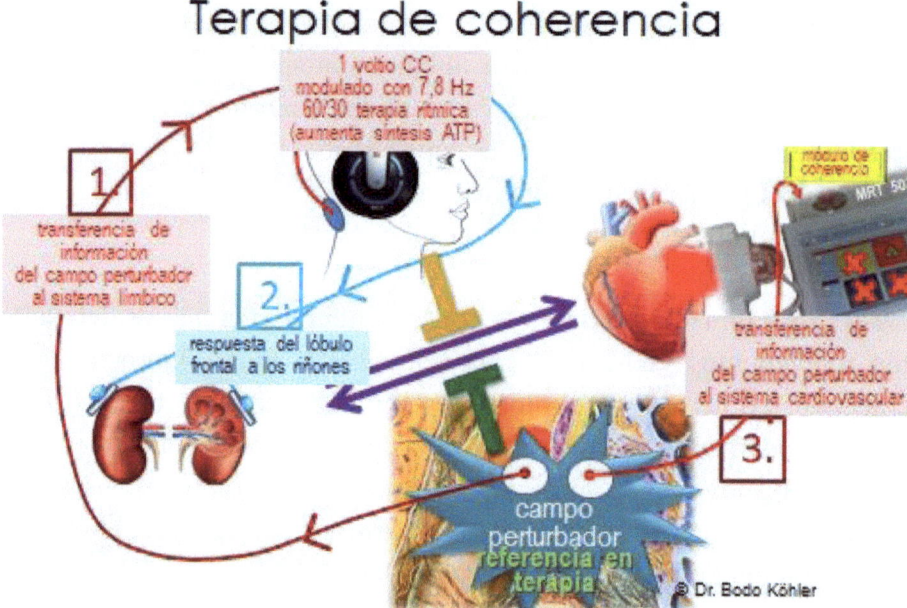

Fig. 14: La realidad se activa, fundamentalmente, con las emociones, por lo que la transformación de las emociones perturbadoras almacenadas en el foco (!) es una condición *sine qua non*. Además del MRT 503 y del auricular NEC 708, para poder realizar el tratamiento hace falta un juego de cabes especiales.

El campo perturbador en sí mismo se utiliza, únicamente, a modo de referencia para el éxito del tratamiento. En caso de existir varios campos perturbadores, es posible que se manifiesten durante el tratamiento y que también reaccionen.

El tratamiento puede realizarse una vez por semana, sin ningún otro paso adicional. En casos agudos, como dolor fuerte, puede realizarse con más frecuencia.

Aquellos que hayan comprendido el principio también pueden realizar el tratamiento meditando, donde actúa la ley universal del amor.

Terapia de compensación con el Equalizer EQ 103

El nuevo aparato EQ 103 es pequeño y portátil, y facilita considerablemente el tratamiento. Incluye algunas particularidades adicionales, como la transferencia inalámbrica de la información mediante luz, pero sin electrosmog, y el almacenamiento analógico de la señal del organismo.

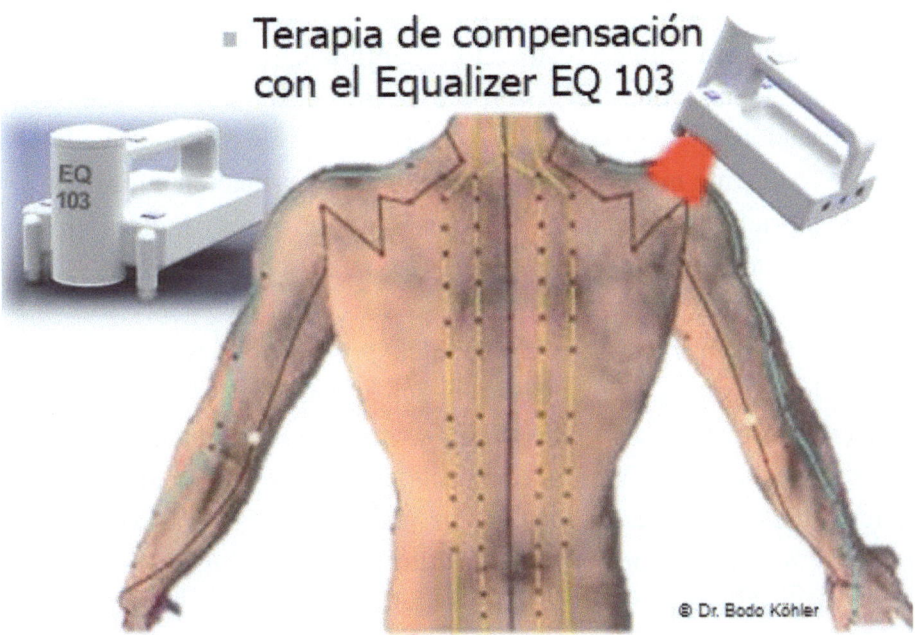

Terapia de compensación con el Equalizer EQ 103

© Dr. Bodo Köhler

Se trata de una forma de terapia que abre posibilidades totalmente nuevas, por lo que merece una descripción detallada.

El Equalizer 103 sirve para *compensar* lagunas de información existentes en el *procesamiento de la luz* en nuestro organismo debidas a estresores crónicos, tanto físicos como psíquicos.

Características del aparato:

- ➢ espectro completo de luz blanca para la captura de información
- ➢ luz roja (λ 630nm), que estimula la célula, el núcleo y las mitocondrias
- ➢ luz infrarroja para una regeneración efectiva profunda
- ➢ ruido blanco (que contiene todas las frecuencias)
- ➢ campo magnético dinámico, modulado con señales biológicas
- ➢ campo escalar, especialmente para el acoplamiento en el campo cuántico
- ➢ modulación 7,83 Hz (Schumann; resonancia con hipocampo)
- ➢ aplicación de corriente continua (compensación de diferencias en la carga)
- ➢ procedimiento de sustracción-neutralización
- ➢ opcionalmente, inversión de la señal de entrada (detoxificación)
- ➢ recipiente incluido (incorporación de información curativa)
- ➢ entrada para señales externas (p. ej., tonos, música, información externa)

Los fotones (luz) son los principales *portadores de información*. Todos los procesos de control que tienen lugar en el organismo se generan por medio de fotones reales y virtuales. La falta o pérdida de estos importantes fotones puede provocar fallos funcionales y hasta enfermedades crónicas graves. *Por falta de luz debe entenderse también la falta de sol*, ya que la alimentación es insuficiente para cubrir las necesidades del organismo. Necesitamos todo el espectro solar, desde los UV hasta los infrarrojos.

El ámbito de aplicación del *Equalizer EQ 103* es extenso porque las enfermedades siempre presentan una deficiencia de luz y, por consiguiente, de información. La *carencia* siempre se produce como consecuencia de un desequilibrio, y debe remediarse.

La aplicación puede realizarse sentado o acostado, y se estructura en 6 hasta 9 fases, aplicadas consecutivamente o una selección de ellas, dependiendo del estado de salud.

Variantes del tratamiento con el Equalizer EQ 103
- Limpieza del canal de recepción
- Compensación del meridiano de la vejiga
- Compensación del sistema de chakras
- Compensación simpático – parasimpático
- Compensación de diferencias en los lados (terapia del dolor, entre otras)
- Proyección de campos perturbadores (terapia del dolor, entre otras)
- Terapia de pareja
- Terapia de choque
- Eliminación de toxinas, disolución de bloqueos en receptores

Partiendo del hecho de que toda la *información relativa a la vida* reside en la conciencia superior y que la materia sutil actúa como *medio*, para poder transferir la información sobre la materia densa del cuerpo hay que otorgar especial importancia a la *disposición* de la información.

Para ello, se estimula el área de la piel que presenta el síntoma, o directamente el foco de la enfermedad, con luz blanca multi-frecuencial para reforzar la emisión de fotones portadores de información. La luz blanca se modula con los fotones reflejados por el tejido y, de este modo, se captura la información en el orden local perturbado (3 segundos de duración). El espín de estos fotones, y por consiguiente la información, se almacena en el aparato de forma *analógica*.

De este modo se modula luz *roja* con una longitud de onda de 630 nm y se emite sobre áreas concretas de la piel. Dichas áreas reaccionan ante esta información estresora del área enferma con una reacción de defensa (reacción ante el estímulo), transformando oscilaciones disarmónicas (de polaridad no compensada) en oscilaciones armónicas. Con ello se calma el sistema para que pueda iniciar la autocuración (estado mecánico-cuántico).

Puntos clave de la terapia de coherencia

Los siguientes **puntos clave** pueden resultar de utilidad en el *tratamiento aplicando la medicina conforme a la vida*:

➢ Encuentro empático, terapia de choque, kinesiología fisiológica, PNL
➢ Corrección del metabolismo, KHT, MRT 503, MORA*nova,* EQ 103
➢ Compensación hormonal idéntica a la natural
➢ Alimentación cetogénica
➢ Tratamiento ortomolecular (B 6 {piridoxal-5-fosfato} 60-100nmol/l

B 9 {metilfolato} 10-**25**ng/ml)
B12 {metilcobalamina} 600-1500pg/ml
K 2 (glukosa-K2)
CurSiMag 2x/día
Resveratrol 100mg/día
Aceite de krill Neptune™
Zn (por ejemplo, carne, ostras)

Estas son algunas propuestas. La selección deberá tener en cuenta los resultados de análisis sanguíneos o testaje bioenergético.

Estilo de vida

> ➢ Sentido de la vida, misión en la vida
> ➢ Alimentación (mayor frecuencia de alimentos cetogénicos, un (1) día de ayuno a la semana)
> ➢ Actividad física/entrenamiento muscular (hasta 40 min./día)
> ➢ Sueño (7 a 9 horas / temperatura ambiente 18 °C / totalmente a oscuras)

Sentido de la vida, misión en la vida

Si caminamos por la vida sin rumbo, no solo nos perdemos las mejores oportunidades, sino que tampoco vivimos correctamente. Debemos vernos como seres guiados por la conciencia de orden superior, con un gran potencial de posibilidades, que podemos convertir en realidad con creatividad. Por naturaleza, el ser humano solo puede alcanzar la felicidad y la satisfacción gracias a los resultados logrados por él mismo.

En el caso de un enfermo que no se ha propuesto ninguna misión y que (ya) no ve sentido a la vida, las células (inteligentes) de su sistema inmunitario ya no tienen oportunidad de ponerse manos a la obra y concluir con éxito un proceso de curación. Por este motivo, la visión personal del universo del médico y el paciente está muy relacionada con el éxito del tratamiento.

Hay que otorgar espacio suficiente a la visión personal de la creación. Si deseamos lograr algo, debemos ver el resultado como una contraprestación de nuestro entorno. El dinero que ganamos es una contraprestación. El éxito y la satisfacción solo llegan cuando nos esforzamos suficiente. El dinero ayuda, pero no nos hace más felices.

La felicidad resulta del servir, del dar sin condiciones, del amor. Los que no tienen dinero también son felices, en ocasiones más que los que no tienen.

Con frecuencia, se pasa por alto, o incluso se desconoce, la ley fundamental del *dar y recibir*. Debemos suponer que ningún paciente ha cumplido estrictamente con ella. El hecho de trabajar siempre la compensación de disarmonías estresoras, y de hacerlo en todos los planos, obliga a que este tema sea parte del tratamiento y de la conversación con el paciente.

Alimentación

Los conocimientos fundamentales sobre alimentación deben estudiarse detalladamente en los libros "Grundlagen des Lebens" [Fundamentos para la vida] y "Libro sobre la MEDICINA UNIFICADA conforme a la vida". Los conocimientos presentados se fundamentan en el metabolismo, el sistema de referencia general, están científicamente fundados y no son resultados estadísticos, como hace la asociación alemana de alimentación DGE.

La siguiente tabla se inspira en el libro "El fin del Alzheimer" del Dr. Dale Bredesen. No debe sorprendernos ya que, por una parte, coincide con los hallazgos de J. Schole y, por otra parte, porque en todo proceso de curación resulta indispensable un sistema nervioso en perfecto estado. Aquello que ha demostrado ofrecer buenos resultados en el Alzheimer o cualquier otro tipo de demencia, es beneficioso para cualquier cerebro. También se ha probado que en todas las enfermedades degenerativas, incluso el cáncer, hay un excesivo consumo de carbohidratos.

Clasificación resumida de alimentos y bebidas

mucho (solo eco)	en ocasiones	nunca
almidón resistente, como colinabo, salvado de arroz, mijo setas	hortalizas ricas en almidón, como patatas, calabaza arroz Basmati, fruta semidulce azúcar de coco, miel	azúcar, con inclusión de todos los carbohidratos simples, pan, pasta, bollería, galletas, caram., gaseosa, endulzantes artificiales
coliflor, coles de Bruselas, col lombarda, repollo, col rizada, aguacate verdura de hoja verde, como espinacas o ensaladas	guisantes, alubias, brócoli amaranto, quinoa, chía solanáceas: berenjena, pimiento, tomate	colinabo (por el fosfato) cereales tradicionales de cualquier tipo, también maíz soja no fermentada
limón, lima manzana verde, ruibarbo plátano macho cacao, canela	pomelo fruta no tropical de bajo índice glucémico, como bayas o uva ciruelas	fruta dulce, como melón, mango o papaya
sustancias amargas (amara), como alcachofas, achicoria rúcula, endibia		
espárragos, apio, hinojo		
pescado salvaje, especialmente salmón, caballa, boquerón, arenque, sardinas	pescado de piscifactoría	pescado con gran contenido de mercurio, como atún, tiburón, pez espada
huevos ecológicos	ternera ecológica, venado	de ganadería intensiva
mantequilla, nata endulzada y crema agria, suero de mantequ. cuero de leche, yogur	leche de cabra, leche de oveja y sus derivados	leche de vaca, leche en polvo, productos lácteos tradicionales
jengibre, guindilla, cúrcuma, pimienta negra, romero		
aromáticas: hierbabuena, perejil, clavo, comino, tomillo		
prebióticos, como puerro		procesados, patatas chip,
verdura rica en azufre, como cebolla, ajo		
bebidas: infusión, té negro, té verde agua de baja mineralización	café, cerveza, vino (con moder.) en invierno: vino tinto; en verano: vino blanco	bebidas fuertes
algas ricas en yodo, como kelp	sal yodada, sal de mar, sal del Himalaya	sal de mesa química
nueces, nueces del Brasil, almendras	avellanas	¡cacahuetes! anacardos
aceite de oliva, aceite de linaza, aceite de perilla, aceite de chía		aceite de colza, aceite de cardo, aceite de girasol
ghee aceite de coco	aceite de palma	aceites calentados, aceite de fritura, grasas trans (agentes emulsionantes)

También se pasa por alto que todos los procesos de regulación son bipolares y que los sistemas cuatripolares están entrelazados. En este manual y en el libro se hace especial hincapié en ello.

Deben observarse los efectos de las combinaciones. La ingesta simultánea de grasa y azúcar, por ejemplo, reduce la absorción de azúcar en sangre. Por consiguiente, un pastel de nata resulta menos problemático que una tarta de frutas.

En términos generales, se recomiendan las grasas saturadas rápidamente saciantes, lo que automáticamente limita la ingesta de alimentos. También se pueden calentar sin problema, lo que no ocurre con los aceites porque puede producirse la toxina del Alzheimer 4-hidroxi-2-nenonal (HNE).

También hay que prestar atención a las lectinas, conocidas como las proteínas aglutinantes en cereales y verduras. Los inhibidores de amilasa tripsina (ATI) ingeridos en exceso pueden resultar dañinos para las personas. Entre ellos, el conocido gluten, pero hay otros muchos, como las solanáceas calabacín, tomates o pimientos, que además también contiene solanina (tóxico para el sistema nervioso). Estas sustancias dejan de ser dañinas si los alimentos se cuecen al vapor. Las lectinas se unen al azúcar para poder transitar por la pared intestinal. Por este motivo, merece la pena renunciar al azúcar.

La aglutinina del germen de trigo (WGA, por sus siglas en inglés) presente en la cáscara puede representar un problema importante. Se asemeja a la insulina y puede desencadenar enfermedades auto-inmunes, bloquear receptores y, por consiguiente, provocar una contracción cerebral. Hay que evitar los cereales, o utilizarlos ocasionalmente en forma de harina tamizada.

Atención: la manipulación genética introduce intencionadamente lectinas en las verduras.

A pesar de lo dicho, también hay lectinas buenas y beneficiosas, como el ajo, el melón amargo y otras sustancias amargas, así como hierbas silvestres. Paralizan virus y son capaces de destruir células cancerígenas.

No obstante, el organismo tiene mecanismos naturales para mantener alejada la lectina. En primer lugar, el *ácido gástrico*, que en personas del grupo sanguíneo A así como en las personas de edad avanzada encontramos en estado carencial.

La *mucosa que recubre* todo el tracto digestivo también ayuda. Se forma en el intestino a partir de bacterias (*B. muciniphila Ackermansia, Faecali Prausnitzi*), de ahí la importancia de la salud de nuestra *flora intestinal*. También lo es para digerir la verdura, que la microflora se ocupa de abrir de modo que podamos absorber sus sustancias. Al hacerlo también se destruyen cantidades de lectina dañina.

La *glucosamina*, es un amino-azúcar que fija la lectina en el intestino aumentando su tolerabilidad. A pesar de ello, debe aportarse un extra (como, Glukosa-K2®), dado que se trata de una sustancia no presente en los alimentos habituales. Podríamos enumerar otras muchas propiedades beneficiosas que animan a su consumo.

La soja solo debería ingerirse fermentada, dado que contiene fitatos que inhiben la absorción de muchos nutrientes importantes. Pero no solo esto, también inhiben la tripsina y pueden provocar un estrés extremo en el páncreas y con ello favorecer el cáncer.

También hay que observar el origen y la temporada. Deberíamos optar siempre por el consumo de fruta y verdura local de temporada. En el caso de la leche y sus derivados, lo idóneo sería optar por la del Sur de Europa, porque contiene betacaseina A2, que es más digerible, en lugar de betacaseina A1. Dicha sustancia puede desencadenar reacciones autoinmunes, y hasta diabetes de tipo I, al almacenarse en las células beta del páncreas, responsables de la producción de insulina.

A la hora de seleccionar los alimentos, no solo debemos considerar el tipo y su aspecto, sino también el frescor. El sabor y el valor que tienen para nuestra salud resultan principalmente de su contenido en *electrones libres*. Dicho contenido puede comprobarse mediante lo que se conoce como potencial redox, que desgraciadamente solo se analiza en unos pocos laboratorios.

El contenido de electrones es menor cuanto más tiempo ha permanecido almacenada la verdura después de la cosecha, o al sol en la parada del mercado. La verdura ultracongelada, como las espinacas, son considerablemente mejores, más sabrosas y saludables, en parte también por la proteína que se forma en el proceso de ultracongelado.

Los electrones tienen un papel decisivo en el metabolismo. Los aparatos eléctricos de cocina los eliminan de la fruta y la verdura y con ello también su valor energético. Pero no solo esto: la falta de electrones convierte un alimento saludable, también un zumo, en radicales nocivos para la salud, es decir, en ladrones de electrones. Lamentablemente, lo mismo ocurre con los tan apreciados batidos de fruta.

También debemos ser críticos con los aditivos en alimentos preparados. Algunos han demostrado ser nocivos para la salud. Entre ellos el conservante BHT (butilhidroxitolueno), que podemos encontrar en E 321. Su efecto es estrogénico y está presente en todos los productos panificados (galletas, crackers, barritas, etc.). Además, normalmente se mezclan con sirope de maíz barato, con gran potencial para engrasar en hígado.

Asimismo, debemos tener presentes las grasas trans artificiales, presentes en forma de agentes emulsionantes o bajo las denominaciones E 471, 472 y 475.

Todos los embalajes y las botellas de plástico, también PET, contienen plastificantes (ftalatos), que bloquean la hormona tiroidea T_3 y, por consiguiente, las mitocondrias. Este es uno de los motivos por los que se les atribuye una participación de la aparición del cáncer. El bloqueo del receptor T_3 no puede detectarse en los valores sanguíneos.

El exceso de calcio en la alimentación, especialmente con el consumo simultáneo de fosfato, es otro de los problemas. El ejemplo más notorio es el del queso fundido. Según el profesor Makato Kuro-o, conocido por investigar el envejecimiento, provoca el *suicidio inmediato en ratas*. También se han establecido relaciones similares con la comida rápida. Una hamburguesa con queso fundido y una bebida de cola provocan un nivel máximo de estrés.

El fosfato es un antioxidante presente en muchas conservas (acidulante) bajo las denominaciones E 339-341 y E 450 a 452, así como en potenciadores del sabor, leche UHT, leche en polvo, colinabo y sobre todo en la levadura en polvo y el embutido, salvo si es ecológico.

Si consumimos pescado, tampoco hay que olvidar que casi todo contiene mercurio. En los peces de mayor tamaño suele haber una cantidad mayor, debida a que viven más tiempo que los peces pequeños. Lo mismo ocurre con el aceite de pescado tomado como complemento alimenticio. Una buena alternativa es el aceite de krill *Neptune Krill Oil (NKO)™* que, aunque muy caro, es el que más beneficios aporta a nuestra salud.

Merece la pena advertir de las dietas demasiado rígidas y desequilibradas, como la alimentación vegana. A pesar de lo que digan, no es un tipo de alimentación saludable, sino carencial, que puede provocar daños importantes sobre la salud, especialmente en niños en edad de crecimiento al verse afectado el desarrollo cerebral.

Para iniciar un tratamiento profundo de enfermedades crónicas es imprescindible realizar un cambio alimenticio completo. La aparición de la enfermedad se debe en, como mínimo, un 60 %, y en caso de cáncer hasta un 80 %, a una alimentación incorrecta no adecuada al tipo constitucional. En la mayoría de los casos se trata de un exceso de carbohidratos simples, por lo que es recomendable empezar con una dieta según J. Schole de seis semanas, que deberá cumplirse escrupulosamente. Los que comen mucho pan y los amantes de los dulces tienen que estar muy motivados, pero merece la pena.

Durante seis semanas, los pacientes no ingerirán:
- ✖ patatas, en ninguna de sus formas
- ✖ arroz
- ✖ maíz
- ✖ cereales de cualquier tipo, tampoco chía, quinoa u otros
- ✖ tubérculos deshidratados (también zanahorias)
- ✖ azúcar, miel, fruta dulce

Contraindicaciones:
sarcoidosis, cirrosis hepática, reuma seropositivo

Pasada una semana suele producirse una sensación de bienestar desconocida, claridad de pensamiento y mejor sueño. Con frecuencia, los pacientes desean continuar, lo que podría hacerse, aunque solo se recomienda de forma limitada, es decir, consumiendo muchos menos alimentos prohibidos.
Los problemas surgen cuando se ingieren sustancias poco recomendables *en exceso y con mucha frecuencia.*

Los que deseen volver a comer pasteles u otras bombas en forma de carbohidratos lo pueden hacer, pero después deberán hacer actividad física durante 30 minutos. Si lo hacen, no incrementarán el nivel de azúcar y la insulina no bloqueará la hormona de crecimiento STH, que es justamente el objetivo explicado.

Algunos pacientes tienen grandes problemas con desayunar bien siguiendo la dieta del Schole. Si es así, es un buen motivo, además de otros muchos, para echar mano de la dieta de Johanna Budwig, que promueve un buen consumo de aceites omega-3 con aceite de linaza, además de muchos radicales libres. No hay otro alimento igual.

Esta es la receta:
> 125 g de requesón descremado (bio)
> 3 – 5 cucharadas soperas de aceite de linaza prensado en frío (!) (dependiendo del tamaño de la cuchara)
> 3 cucharadas soperas de leche de cabra o de oveja
> 1 cucharada de postre de miel (no en caso de diabetes o cáncer)
> 2 cucharadas soperas de linaza (solo las mujeres)
> nueces o almendras

La mezcla solo puede removerse con una cuchara de madera. No se debe utilizar la batidora, y se debe ingerir inmediatamente después de su preparación.

La calidad del aceite de linaza es muy importante, por lo que hay que seleccionar un buen productor (normalmente pueden enviarlo a casa) y adquirirlo en botellas pequeñas.

Esta mezcla de aceite de linaza y requesón también está riquísima con cebolla y aderezada con hierbas. Sustituye una comida completa.

Actividad física

Casi todas las personas tienen claro que la actividad física es importante, pero no terminan de animarse. La falta de actividad se convierte en un problema en forma de más obesidad. Sin embargo, el sobrepeso solo es el síntoma de un problema más grave. Siempre encubre un hígado graso (NAFLD), responsable a su vez de varias enfermedades: diabetes, arteriosclerosis, infarto, ictus…

Además de reducir los carbohidratos, una ingesta menor de alimentos en la cena y el respeto por los ritmos, moverse activamente inmediatamente después de comer y correr 20 minutos como mínimo (caminar rápido, caminata nórdica) han demostrado dar buenos resultados. Lo óptimo es hacerlo 40 minutos al día, pero el tiempo puede reducirse si se realiza entrenamiento muscular, en forma de flexiones, sentadillas o ejercicios isométricos. Las pesas no son imprescindibles.

Atención: cuanto mayor sea el sobrepeso, más ejercicio muscular debería realizarse para proteger las articulaciones, aunque no hay que excederse. Todo esfuerzo requiere de una fase de recuperación adecuada. Los 40 minutos al día mencionados son un tiempo óptimo, pero también el tiempo máximo. Sobrepasar este tiempo representa más de 24 horas de recuperación. Si se desea entrenar más tiempo, deberá hacer como mínimo un día de pausa entre los entrenamientos.

Sueño

La regeneración solo se produce en reposo, para lo que existe la noche. Además de la necesaria hormona de crecimiento, también necesitamos melatonina, que solo se libera en absoluta oscuridad y sin presencia de electrosmog. Los móviles y los teléfonos inteligentes, ordenadores, televisores y sobre todo la WiFi no deben entrar en el dormitorio. Los efectos de estas microondas sobre nuestra salud son devastadores. Los resultados de las investigaciones todavía se mantienen bajo llave. La introducción del estándar de comunicación 5G lo empeorará mucho más. Todos los ciudadanos responsables deberían informarse sobre ello.

Sin un sueño saludable, alternando fases de sueño profundo y fases REM, no puede producirse ordenadamente ningún proceso de curación. Es algo que no debemos cansarnos de repetir. Fortalece los riñones, que es el polo de estabilidad de la coherencia colectiva, para que pueda producirse una gran dinámica metabólica.

Epílogo

Toda curación va acompañada de un cambio de conciencia. Si no es así, se queda en una eliminación de síntomas y la enfermedad no habrá tenido ningún sentido. Todo en la vida tiene un sentido superior.

La conciencia superior se expresa en la realidad material, y también en el foco de una enfermedad. El foco nos muestra la pérdida de orden debida a una falta de alineación con la creación universal.

La materia está compuesta por más de mil millones de interacciones cuánticas ordenadas en campos y estructura de acuerdo con su información. La energía necesaria procede de la misma fuente: la luz. Los fotones son los portadores de la información para la vida, procedente del sol, y se transportan por el organismo por medio de electrones. Por este motivo, la electricidad es la energía base del organismo. Con ella funciona el metabolismo celular y toda transmisión de fuerza.

La vida solo puede mantenerse si se cuestiona. La construcción va de la mano de la destrucción. De este modo se asegura una renovación constante, aunque también se provocan problemas cuando se altera este equilibrio, como en el caso del cáncer.

Entre los componentes materiales se establecen relaciones que permiten tensiones eléctricas polares, también entre el medio celular interno y externo. Para que pueda mantenerse, debe producirse ATP. La temperatura corporal necesaria de 37 ºC solo puede alcanzarse cuando las glándulas tiroideas funcionan correctamente. Por debajo de los 36,5 °C se pasa a un estado de glucólisis en el citosol (fermentación).

El calor interior y exterior son, por consiguiente, imprescindibles. Las sociedades son necesarias para que pueda producirse un encuentro empático. Antes esto era vital para la supervivencia. Lo sigue siendo ahora, ya que la cohesión se transfiere a todas nuestras células y tejidos. Es lo que denominamos coherencia colectiva. Permite una gran dinámica de todos los procesos vitales, y para ello debe existir un polo de estabilidad estable. Los riñones son los responsables de cumplir con esta función. De acuerdo con la MTC, los miedos existenciales que merman la confianza básica en la creación, los debilitan.

Todo está sometido a un sentido superior: vivir para acumular experiencias, que sirven a la creación. Nuestra existencia es un servicio a una causa más elevada. Para comprenderlo hace falta ampliar la conciencia.

Índice de figuras

punto medio.

12. El principio terapéutico de los cuatro cuadrantes según las reglas de la MTC (5 fases de transformación). Con aparatos bioelectrónicos, como el ZMR 703 y el módulo para el diagnóstico del MORA*nova*, el tratamiento puede realizarse de forma totalmente automática.   40

13. El principio de la compensación polar se resulta evidente en esta representación. Con independencia del plano, los ejes de integración y de separación siempre deben estar equilibrados.   41

14. La realidad se activa fundamentalmente por emociones por lo que la transformación de las emociones perturbadoras almacenadas en el campo perturbador son condición *sine quan non* en el proceso de curación. Además del MRT 503 y de los auriculares NEC 708, requiere de un juego de cables especial para poder realizar el tratamiento.   44

15. Tabla de alimentación   51

Bibliografía

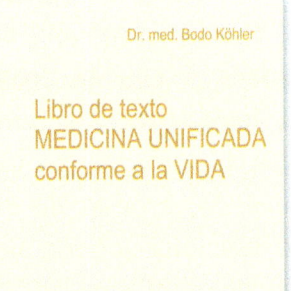

Dr. med. Bodo Köhler

Libro de texto
MEDICINA UNIFICADA
conforme a la VIDA

El libro "Libro de texto "MEDICINA UNIFICADA conforme a la VIDA" marca una nueva pauta en el diagnóstico y el tratamiento de enfermos crónicos. Pone en práctica los resultados de investigaciones realizadas por importantes científicos y marca el camino hacia la necesaria unión de la medicina convencional y la naturopatía. Este paso conduce a otra dimensión de la medicina por la integración de métodos sinérgicos.

De ello resulta una nueva calidad con la que puede introducirse el tan esperado cambio de paradigma. Gran parte de ello se lo debemos a la física cuántica, que abre nuevas perspectivas.

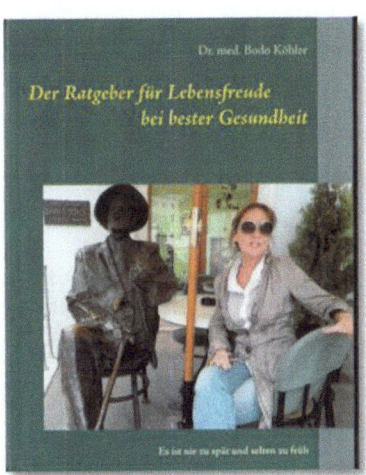

Esta guía aborda cuestiones importantes del día a día, desde la alimentación hasta el estilo de vida, temas filosóficos o problemas médicos, especialmente aquellos provocados por errores comunes de la medicina. El deseo del autor es abordarlos abiertamente y arrojar luz sobre las enfermedades de esta civilización como la arteriosclerosis o la osteoporosis, entre otras.

El libro también presenta la dilatada experiencia acumulada a lo largo de 45 años de profesión como internista y médico naturópata. Su visión es, en ocasiones, contraria a la opinión reinante, pero científicamente fundamentada.

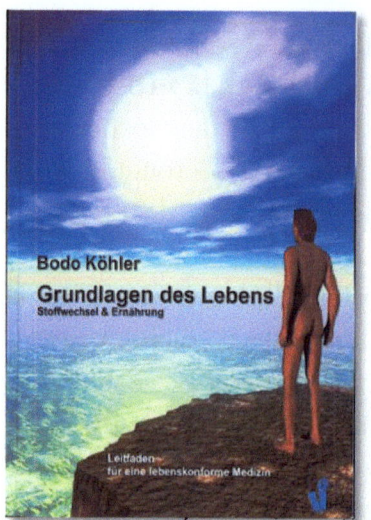

Grundlagen des Lebens – Stoffwechsel &Ernährung; Leitfaden für eine lebens-konforme Medizin, 3ª edición, 2018
La naturaleza hace esfuerzos inmensos para conservar la vida y apoyar los procesos vitales. Si, a pesar de ello, el organismo no funciona correctamente y se manifiesta una enfermedad, nunca deberá entenderse como algo insignificante, sino como perturbaciones de base que apuntan a interrelaciones complicadas, y también correctas, en su mayoría no investigadas. A pesar de ello, siguen rigiendo principios muy sencillos. El libro presenta dichos principios, a partir de los cuales suelen poder derivarse sencillísimas directrices para la alimentación y el tratamiento médico. Es importante no introducir ninguna medida supresiva o destructiva, sino optar por métodos de apoyo e integrativos. El autor va más allá de la naturopatía en general y amplía el horizonte con resultados obtenidos en investigaciones científicas, que apuntan a hallazgos totalmente nuevos y permiten una visión completamente distinta y abierta del ser humano.

Biophysikalische Informations-Therapie – Einführung in die Quantenmedizin; Manual para el médico y el naturópata, **8ª edición, 2019**
Esta obra básica describe las relaciones físicas que se esconden detrás de los fenómenos de nuestra realidad. La terapia de información biofísica (TIB) es capaz de poner en marcha procesos de curación, incluso en enfermedades crónicas avanzadas.

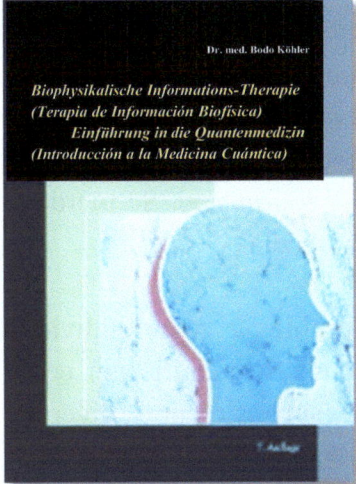

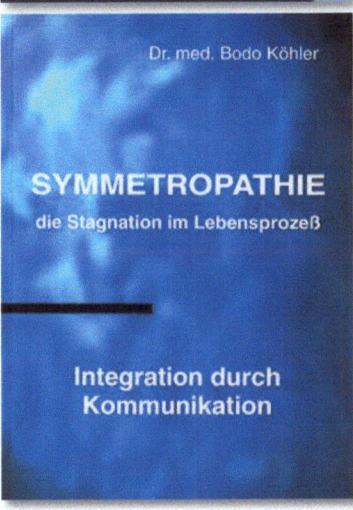

Es imbatible en algunas indicaciones, como alergias o intoxicaciones.

Este manual aborda de forma detallada y comprensible los fundamentos físicos y biomédicos de la terapia de información biofísica con señales internas y externas, y el "conocimiento" necesario para poner en práctica un tipo de terapia, que cada día cuenta con más seguidores, en beneficio del paciente.

SYMMETROPATHIE die Stagnation im Lebensprozess; Integration durch Kommunikation

El fenómeno del día a día tiene un sentido y un significado. Las enfermedades tampoco se producen por casualidad. Como todo sufrimiento, se debe a una falta de equilibrio entre el dar y el recibir, en todos los planos del ser. Esto provoca carencia, por una parte, y acumulación, por otra parte, que alteran el equilibrio dinámico.

Con frecuencia, el origen está en unas expectativas incorrectas y las consecuentes emociones negativas con un alto potencial de conflicto. El libro da instrucciones para transformar y limpiar conflictos.

Los libros mencionados incluyen más referencias bibliográficas.

Anexo

Para poder trasladar la teoría a la práctica con seguridad, deben tenerse presentes un par de cuestiones básicas:

Aunque, por norma general, solo enferma un área concreta del organismo, los efectos repercuten en *todo el organismo*. Se pierde la unión, que también podemos denominar coherencia.

A la inversa, podemos decir que todos los problemas de un individuo se proyectan sobre el *punto más débil,* donde se manifiestan como síntoma. Por consiguiente, las causas son siempre diversas, empezando por una alimentación incorrecta, microbios, metales pesados y hasta estrés mental, que pueden sobrecargar todo el sistema "ser humano". Los hallazgos individuales no deben hacernos perder de vista el todo.

Los cuatro aspectos de la organización del cuerpo humano

Las cuatro áreas principales hacen referencia a (véase Fig. I):

- ➢ La capacidad de encontrar la paz interior y la calidad del sueño
- ➢ La funcionalidad de la microflora, tanto en el interior como en el exterior
- ➢ La capacidad de síntesis y de detoxificación del hígado
- ➢ La obtención de energía a una temperatura corporal normal

Nada funciona sin energía, y sin una temperatura corporal suficientemente alta de, como mínimo, 36,5 °C (temperatura interna) no hay producción de ATP en las mitocondrias. Cuanto esto ocurre, solo se produce la glucólisis en citosol, y con ello solo una diecinueveava parte de ATP.

Por consiguiente, una función tiroidea normal es condición esencial para la salud, y para cualquier proceso de curación. El cuerpo no puede funcionar si el hígado no es capaz de convertir la tiroxina en T_3, o si existen bloqueos en los receptores debidos a, por ejemplo, aglutinina de germen de trigo o electrosmog.

En la actualidad, se concede gran importancia al hígado en las enfermedades "normales" de la civilización, como la diabetes, la arteriosclerosis o también el cáncer. El hígado graso NAFLD es difícil de diagnosticar e inhibe considerablemente el metabolismo hepático, lo que puede repercutir gravemente sobre todo el organismo. El hígado solo podrá eliminar la grasa si se limitan consecuentemente los carbohidratos, entro los que también se cuenta la glucosa. Asimismo, debe acompañarse de actividad física adecuada (las personas con exceso de peso deberán realizar entrenamiento muscular) o incluso de ayuno intermitente para que desaparezca la resistencia a la insulina asociada.

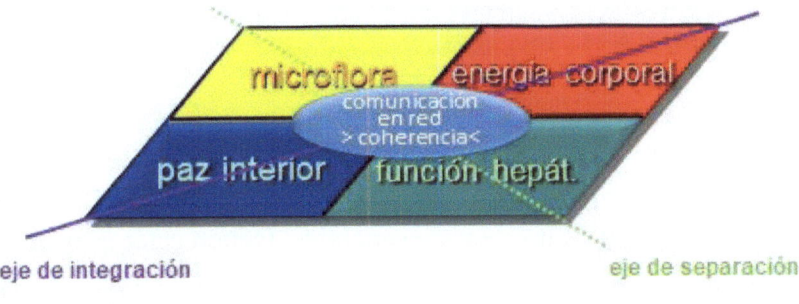

Fig. I: Los cuatro aspectos van de la mano y no deben contemplarse de forma aislada. La coherencia como condición para la salud solo se alcanza cuando la situación está perfectamente equilibrada.

La flora intestinal también tiene un impacto importante, ya que produce importantes metabolitos cuando las condiciones son normales (valor del pH ácido) y su composición es la adecuada (Fig. II). En un medio alcalino anidan bacterias de putrefacción, que producen amoniaco nocivo. Por consiguiente, siempre debemos procurar que la alimentación contenga suficientes ácidos y evitar por todos los medios los inhibidores de ácidos. Cuanto mayor es una persona, mayor carencia de ácidos intestinales y todas sus consecuencias negativas (carencia de B12, anemia, etc.).

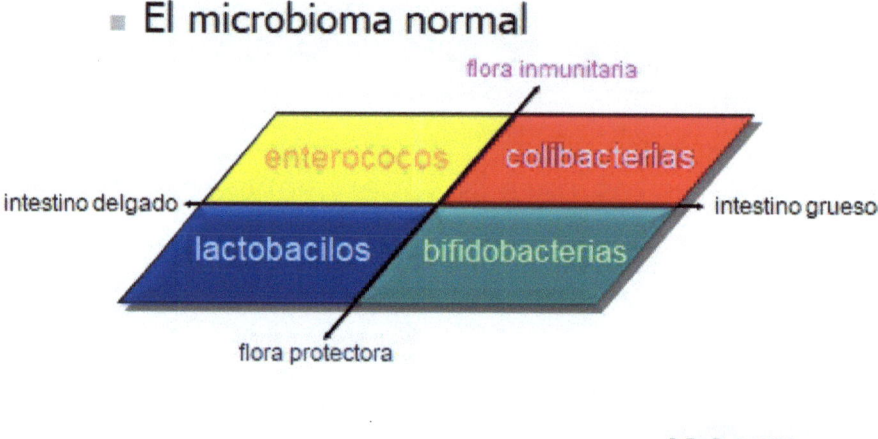

Fig. II: Estas son las cuatro cepas esenciales. Deben estar presentes en cantidades suficientes y encontrar su medio fisiológico ácido en el intestino.

Los mayores portadores de microbios son, por orden decreciente, el intestino, el pulmón, la piel y el cerebro. No obstante, es donde los virus interaccionan con el intestino por medio del nervio vago. Esto significa que cuanto mejor sea la composición de la flora intestinal, menor será la virulencia de los virus que puedan infestar el cerebro. Este aspecto es especialmente importante en las enfermedades neurodegenerativas, como Parkinson o Alzheimer, entre otras.

El microbioma sienta las bases para al funcionamiento del *sistema inmunitario*. Las cambiantes condiciones medioambientales, sobre todo el electrosmog, provocan un aumento de factores estresores, lo que requiere de una mayor capacidad para combatirlos. A su vez, hay que practicar la tolerancia. Este equilibrio requiere de mucho entrenamiento, y nuestra flora intestinal es, junto con el timo, responsable de lograrlo al ser la primera estación hacia el organismo. Una reacción inmunológica debilitada también indica, al igual que lo hace una reacción (alérgica) exagerada, una alteración en la composición de la flora.

Estos pasos han demostrado dar resultados:
- diagnóstico de las heces en laboratorio especializado (Biovis, Ganzimmun, Herborn)
- limpieza intestinal (10 días, limpiezas, lavativas) KlinSiMag®!
- aumento de la tolerancia (bacterias coli + enterococos)
- flora inmunitaria > enterococos y coli (Symbioflor 1 + 2)
- flora protectora (bifidobacterias, lactobacilos) = flora colonizadora
- fortalecimiento del medio (vinagre, limón, ácido láctico = Gelum) pH 5,8-6,5!
- "alimento" (inulina, ácido glutamínico, galactosa, levadura de cerveza)
- fortalecimiento del hígado (silimarina, amara = CurSiMag®)
- atención al intestino permeable. (colostro, aceite de krill, KlinSiMag®)

El cuadrante azul de la figura I. es el aspecto más importante. Vivimos en una sociedad ajetreada, que persigue constantemente el crecimiento olvidando por completo el verdadero motivo de nuestra existencia.

Somos seres espirituales y nuestra razón de ser reside en el universo no material. Los físicos cuánticos emplean términos distintos, como campo de punto cero, vacío o simplemente CONCIENCIA SUPERIOR. De allí obtenemos nuestra información para la vida, que nos llega en forma de fotones codificados a través del sol.

Esta misma fuente también nos proporciona la información que nos enriquece y nos hace felices. Sin embargo, para que esto ocurra debemos establecer contacto meditativo con nuestro origen. El contacto se produce durante la noche de forma totalmente automática. También podemos establecerlo de forma activa, entregándonos a un "estado fundamental cuántico-mecánico". Solo así puede producirse la curación y solo así podemos conservar la salud.

Sin embargo, el cuadrante azul es mucho más amplio. Nos muestra nuestra capacidad de relación. Las relaciones deben servir para lograr conjuntamente aquello que no podemos lograr por separado. Debemos utilizar este potencial. Una buena relación, que nos proporciona confianza y que, por consiguiente, desmonta los miedos, nos vuelve más resistentes. Nos permite estar en paz, aun cuando el mundo a nuestro alrededor se esté desmoronando.

Solo si se optimizan los cuatro aspectos de la salud, lograremos crear un estado de unidad, al que llamamos coherencia. No es un acto pasivo, sino un estado de conciencia. Con ello, todo vuelve a comunicarse sin alteración y podemos acceder a la información. Es el llamado estado cuántico. Es *amor universal.*

Aplicación del sistema de clasificación categórico

El *sistema de clasificación categórico*, que une todos los sistemas, puede ser de gran utilidad en nuestra vida cotidiana. Llegado este punto quisiera dar algunas instrucciones para su correcta aplicación.

En primer lugar, hay que definir claramente el sistema que debe introducirse en el orden categórico. Siempre debe ser una unidad funcional cerrada, cuyos componentes interactúen estrechamente. La *familia* es un buen ejemplo de ello, ya que no deja duda alguna sobre quién pertenece a ella y quién no. En general, estos son sus cuatro componentes: madre (azul), padre (rojo), niño(s) (verde) y abuelos (amarillo). Los componentes se comunican entre sí, pero también con otras familias. Lo hacen en el mismo plano (de entendimiento) porque los contenidos de las experiencias que pueden intercambiar son similares. Estas características comunes facilitan el acceso.

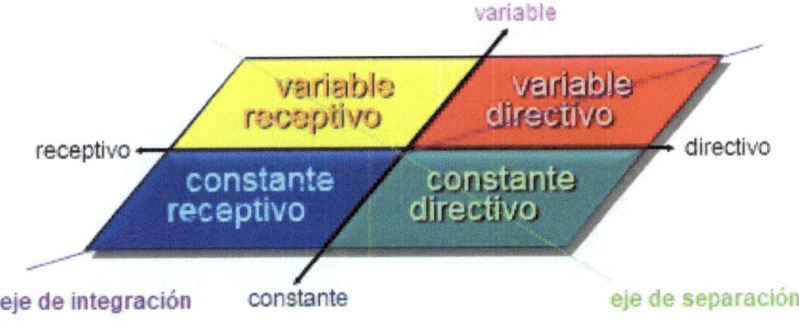

Fig. III: El dado de Lüscher es imprescindible para trabajar de forma científica. La imagen solo muestra, en modo simplificado, el plano central.

El principio puede ampliarse, y aplicarse, hacia arriba (comunidad, estado) y hacia abajo (células, estructuras). A modo de ejemplo, tomaremos el metabolismo por la importancia que tiene.

Según J. Schole, el metabolismo está regulado por cuatro componentes: la hormona de crecimiento HDC, la hormona tiroidea tiroxina, la importante hormona del estrés cortisol, inhibidores de la inflamación y péptidos anabólicos, responsables de las inflamaciones persistentes.

Para que la asignación sea correcta, deben adoptarse consecutivamente las decisiones siguientes:

1. El componente a evaluar, ¿es **directivo o receptivo**? La HDC seguro que es receptiva, ya que se libera a requerimiento de la hipófisis en, por ejemplo, cada partición celular, al ser responsable de la diferenciación y la maduración.

2. Dicho componente, ¿es **variable o constante**? La HDC es constante en sangre, si no está bloqueada por la inulina o un estrés sostenido, por lo que corresponde al cuadrante azul.

3. A continuación tiene lugar una verificación. La HDC, ¿es **integrativa o separativa**? Es naturalmente integrativa, ya que contribuye al mantenimiento de la comunidad celular. Y, ¿se corresponde con las características del elemento agua? Claramente, sí. Refuerza la coherencia.

Ante estas respuestas, la asignación en el **cuadrante azul** es correcta.

Si aplicamos este esquema en los otros tres componentes, resulta que la tiroxina reúne todas las características del cuadrante rojo: es variable-directiva, integrativa y posee características del elemento fuego, que mantiene el calor corporal.

Llegado este punto, la asignación del cortisol (amarillo) y de los péptidos anabólicos (verde) pasa a ser un formalismo. El resultado final correcto se presenta en la figura 6 de la página 20.

Todos los sistemas funcionales poseen siempre cuatro componentes similares, de los cuales dos están enfrentados de forma polar. Esto nos permite realizar otra verificación de la asignación. En el eje de integración, este hecho puede aplicarse sobre la HDC y la tiroxina, al igual que en el eje de separación sobre el cortisol (inhibidor de la inflamación) y los péptidos anabólicos (promotores de la inflamación). Esto significa que la clasificación categórica del metabolismo regulado por cuatro polos es correcta, y que el principio puede aplicarse con éxito sobre otros sistemas.

Límite de estrés del organismo

La figura IV nos permite representar de forma individualizada el límite de estrés del organismo, sus fortalezas y sus debilidades.

El estilo de vida se refleja e influye en el sistema. Incluye una buena o mala alimentación, que repercute directamente sobre el microbioma. Tampoco hay que pasar por alto el aspecto psíquico. El miedo al futuro, el miedo a la vida, la falta de satisfacción forman parte del cuadrante amarillo.

Esto puede provocar dolencias en el hígado polarmente enfrentado. O dicho de otro modo: en amarillo existe una buena oportunidad para fortalecer el hígado (o para debilitarlo). Con ello conocemos el eje de separación y obtenemos una visión de la predisposición (propia).

El eje de integración decide el grado, en positivo o en negativo, de la influencia externa. En el cuadrante azul reside la capacidad de relacionarse y, por consiguiente, la posibilidad de obtener información nueva o de planificar proyectos comunes. También reside la sensación de hogar, en positivo o en negativo, con la que regulamos la realidad. Genera emociones, que se ejecutan en el cuadrante rojo.

Los miedos existenciales en el cuadrante azul, o la falta de voluntad debida a una falta de confianza en uno mismo (- - rojo) lo impiden.

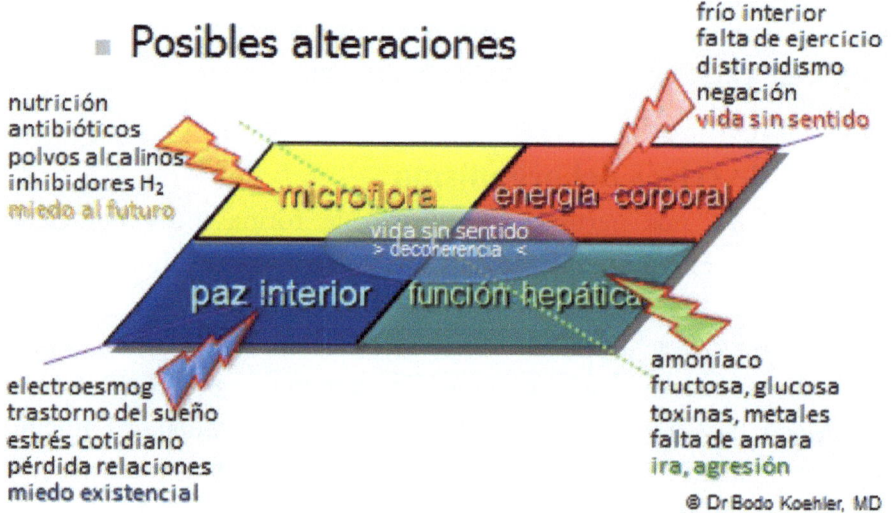

Fig. IV: Hay que considerar todo tipo de posibles perturbaciones. La salud se puede lograr eliminando estas influencias, pero también aumentando la resistencia. Pero para ello no debe faltar ninguno de los cuatro aspectos.

Consecuencias

El pensamiento fundamental que rige la MEDICINA UNIFICADA es:

¡Menos es más! ¡La capacidad de regulación es decisiva!

Esto significa, lisa y llanamente, que, antes de introducir los medicamentos, primero debe eliminarse cualquier perturbación. Los excesos siempre bloquean la regulación, en cualquiera de los planos. También debemos dar prioridad al terreno.

El amarillo indica la relación con el medio ambiente y el entorno personal. Esto incluye el interior del intestino y el pulmón, que todavía forman parte del mundo exterior. La necesaria regulación constante de las superficies de contacto requiere de condiciones estables y ácidas. Es lo primero que debemos lograr, no solo en las mucosas, sino también en la propia piel.

En el cuadrante verde, lo más importante son la estructura y el orden. Hay que eliminar las sustancias dañinas de la alimentación, entre ellas la comida rápida. Uno de los problemas actuales, que cada vez cobra más importancia, es la detección y detoxificación del hígado graso.

El eje de integración azul-rojo deberá contemplarse como un todo por su capacidad de regulación, ya que de ello depende la función del eje de separación. Todas las personas deberán generar su propio polo de estabilidad, al que regresar en situaciones especialmente difíciles, ya sea mediante el entrenamiento autógeno, la meditación o la entrega a un ser superior. En la estabilidad reside la fuerza de todas las acciones necesarias, y también la de la sanación.

Las mitocondrias deben estar funcionales para que el cuadrante rojo pueda disponer de toda la energía necesaria, y esto solo se logra con una temperatura del núcleo superior a los 36,5 °C. Para ello debe haber suficiente tiroxina, la cual deberemos garantizar. Cuando esto ocurre, también resulta más fácil poner en práctica un plan de actividad física personalizado.

Si se aplican consecuentemente estos cuatro puntos, se darán los requisitos necesarios para la curación en el plano físico. De todos modos, no sirve de nada si no damos un sentido a la vida que podamos realizar con felicidad y amor. Solo así se logra la coherencia necesaria.

Índice de figuras 2

¿He despertado su curiosidad? ¿Desea saber más? Si es así, está preparado para el "Libro de texto MEDICINA UNIFICADA conforme a la VIDA". ¡Le deseo mucho éxito!

XXX

Notas

Notas

Notas